Vitalidad de Vida

Anna Baker

Anna Baker

Indice

Anna Baker

El Arte de Vivir en el Presente

Vivir en el presente es uno de los principios más fundamentales para alcanzar una vida plena y satisfactoria. Sin embargo, en un mundo donde las distracciones son constantes y el ritmo de vida es cada vez más acelerado, puede resultar difícil mantener nuestra atención en el aquí y el ahora. La mente tiene la tendencia natural de vagar, ya sea recordando el pasado o anticipando el futuro, lo que a menudo nos impide disfrutar plenamente del momento presente. Aprender a vivir en el presente no significa ignorar nuestras responsabilidades o dejar de planificar para el futuro, sino que se trata de estar plenamente consciente y comprometido con lo que estamos haciendo en cada instante.

La práctica de vivir en el presente, también conocida como atención plena, es una habilidad que puede desarrollarse con el tiempo. A menudo, no nos damos cuenta de cuán distraídos estamos hasta que intentamos concentrarnos en el momento actual. Un ejercicio simple para comenzar a desarrollar esta habilidad es prestar atención a la respiración. La respiración es una de las funciones más básicas y esenciales de la vida, y sin embargo, la mayoría de las veces la realizamos de manera automática, sin pensar en ella. Al concentrarnos en nuestra respiración, inhalando y exhalando de manera consciente, podemos empezar a anclar nuestra mente en el presente.

Otro aspecto importante de vivir en el presente es la aceptación. Aceptar el momento tal como es, sin juzgarlo ni tratar de cambiarlo, nos permite experimentar la vida de una manera más plena y menos estresante. Esto no significa que debamos resignarnos a las circunstancias negativas, sino que debemos reconocerlas sin resistencia y decidir cómo responder de manera consciente. A menudo, luchamos contra la realidad cuando no es como la deseamos, lo que solo aumenta nuestro sufrimiento. Al aceptar lo que es, podemos encontrar paz y claridad para tomar decisiones más efectivas.

La atención plena también se extiende a nuestras interacciones con los demás. Con demasiada frecuencia, mientras estamos en una conversación, nuestra mente se adelanta, pensando en lo que vamos a decir a continuación o distrayéndose con otros pensamientos. Esto puede hacer que perdamos detalles importantes de la conversación y que no estemos realmente presentes para la otra persona. Practicar la escucha activa, prestando toda nuestra atención a la persona que está hablando y sin interrupciones internas, mejora la calidad de nuestras relaciones y nos permite conectar más profundamente con los demás.

El entorno también juega un papel crucial en nuestra capacidad para vivir en el presente. Muchas veces, nuestros espacios están llenos de desorden y objetos que nos distraen. Crear un entorno ordenado y tranquilo puede facilitar el enfoque y la tranquilidad mental. Además, pasar tiempo en la naturaleza es una forma poderosa de reconectar con el presente. La naturaleza, con su ritmo lento y constante, nos recuerda la importancia de la simplicidad y nos invita a ser más conscientes de nuestros sentidos y de las maravillas que nos rodean.

Un beneficio significativo de vivir en el presente es la reducción del estrés. La mayor parte de nuestro estrés proviene de preocuparnos por el futuro o de lamentarnos por el pasado. Al centrar nuestra atención en lo que está sucediendo en este momento, podemos reducir esas preocupaciones y sentirnos más tranquilos. Esto no significa que ignoremos los problemas o desafíos, sino que los abordamos con una mente clara y enfocada, lo que a menudo conduce a soluciones más efectivas.

Vivir en el presente también mejora nuestra capacidad para disfrutar de la vida. Los momentos de felicidad y alegría suelen ser fugaces, y si estamos distraídos o preocupados, podemos perder la oportunidad de disfrutarlos plenamente. Al estar presentes, podemos saborear cada momento, desde los más simples hasta los más extraordinarios, y crear recuerdos más ricos y significativos.

Finalmente, vivir en el presente nos permite ser más conscientes de nosotros mismos. Al prestar atención a nuestros pensamientos, emociones y acciones en el momento en que ocurren, desarrollamos una mayor autoconciencia. Esta autoconciencia es fundamental para el crecimiento personal, ya que nos permite identificar patrones de comportamiento y pensamiento que pueden no ser saludables y hacer los cambios necesarios para mejorar nuestra vida.

En resumen, el arte de vivir en el presente es una habilidad que requiere práctica y paciencia, pero que ofrece recompensas significativas en términos de bienestar y satisfacción personal. Al aprender a concentrarnos en el aquí y el ahora, a aceptar la realidad sin resistencia, y a participar plenamente en nuestras experiencias, podemos llevar una vida más rica y significativa. Vivir en el presente es, en última instancia, la clave para disfrutar de cada día al máximo y para encontrar paz y felicidad en lo cotidiano.

Anna Baker

La Felicidad en lo Cotidiano

La felicidad es un concepto que a menudo parece escurridizo, como si estuviera reservado para momentos especiales o logros extraordinarios. Sin embargo, la verdadera felicidad no se encuentra en grandes eventos ni en circunstancias ideales; se encuentra en los pequeños detalles y en las simples alegrías que experimentamos cada día. Aprender a reconocer y apreciar estas pequeñas cosas es clave para vivir una vida más plena y satisfactoria. La felicidad en lo cotidiano es algo que todos podemos cultivar, independientemente de nuestras circunstancias, y hacerlo puede transformar nuestra percepción de la vida.

Uno de los primeros pasos para encontrar la felicidad en lo cotidiano es cambiar nuestra perspectiva. A menudo estamos tan enfocados en lo que no tenemos o en lo que nos falta que olvidamos lo que ya está presente en nuestras vidas. Este enfoque en la carencia nos lleva a ignorar las pequeñas cosas que podrían traer alegría y satisfacción. Por ejemplo, el simple hecho de disfrutar de una taza de café por la mañana, de escuchar el canto de los pájaros, o de sentir el calor del sol en la piel son momentos de felicidad que, si los apreciamos conscientemente, pueden mejorar nuestro estado de ánimo y bienestar general.

La gratitud es una herramienta poderosa para encontrar la felicidad en lo cotidiano. Cuando practicamos la gratitud, entrenamos nuestra mente para centrarse en lo positivo. Esto no significa que debamos ignorar los desafíos o dificultades, sino que debemos buscar activamente las cosas por las que podemos estar agradecidos, por pequeñas que sean. Llevar un diario de gratitud, en el que cada día anotemos tres cosas que apreciamos, es una práctica simple pero efectiva que puede ayudarnos a reorientar nuestra mente hacia el lado positivo de la vida. Esta práctica diaria no solo aumenta nuestra felicidad, sino que también nos hace más resilientes frente a las adversidades.

Otra forma de encontrar la felicidad en lo cotidiano es a través de la conexión con los demás. Las relaciones humanas son una fuente profunda de alegría, y a menudo son los pequeños gestos de amabilidad y cariño los que más cuentan. Un abrazo, una sonrisa, una conversación sincera con un amigo o un ser querido, son momentos que pueden llenar nuestros días de calidez y satisfacción. Dedicar tiempo a fortalecer nuestras relaciones, a escuchar activamente y a estar presentes para los demás, no solo enriquece nuestras vidas, sino que también nos conecta con el sentimiento de comunidad y pertenencia.

El acto de cuidar de nosotros mismos también es una fuente de felicidad cotidiana. Esto puede incluir prácticas simples como tomar un baño relajante, leer un libro que nos gusta, o dar un paseo por el parque. Estas pequeñas acciones, cuando se realizan con intención y sin prisa, nos permiten reconectar con nosotros mismos y recargar energías. Muchas veces, en la rutina diaria, olvidamos la importancia de darnos pequeños momentos de autocuidado, pero al hacerlo, estamos cultivando un espacio para la felicidad en nuestras vidas.

Además, el arte de disfrutar de lo que hacemos, incluso en las tareas más mundanas, es otro camino hacia la felicidad cotidiana. A menudo, nos vemos atrapados en la idea de que ciertas actividades son tediosas o aburridas. Sin embargo, si abordamos estas tareas con una actitud positiva y plena atención, podemos encontrar satisfacción incluso en ellas. Por ejemplo, cocinar una comida para nosotros o para nuestra familia puede convertirse en un momento de creatividad y conexión, si nos tomamos el tiempo para disfrutar del proceso. De la misma manera, ordenar la casa puede ser un acto de cuidado, no solo del espacio, sino también de nosotros mismos, al crear un entorno más armonioso y agradable.

La capacidad de encontrar felicidad en lo cotidiano también está estrechamente relacionada con la simplicidad. Vivimos en un mundo donde a menudo se nos anima a buscar más: más cosas, más experiencias, más logros. Sin embargo, la búsqueda constante de más puede hacernos pasar por alto la alegría que se encuentra en lo simple. Aprender a simplificar nuestras vidas, a reducir el desorden, tanto físico como mental, y a centrarnos en lo que realmente importa, nos permite experimentar la felicidad de una manera más constante y accesible. A veces, es en los momentos más simples, como sentarse tranquilamente a observar un atardecer, donde encontramos la mayor paz y felicidad.

Finalmente, es importante recordar que la felicidad en lo cotidiano no es un estado de alegría constante o de perfección. Es más bien una disposición para apreciar lo bueno que hay en nuestras vidas, incluso cuando no todo es ideal. Es una práctica diaria de atención y gratitud, un compromiso para ver la belleza en lo ordinario y para valorar los pequeños momentos que, cuando se suman, conforman la mayor parte de nuestras vidas. La felicidad, entonces, no es algo que tengamos que esperar, sino algo que podemos encontrar todos los días, en los detalles más pequeños y en las experiencias más simples.

En resumen, la felicidad en lo cotidiano es una elección, una actitud que podemos desarrollar al prestar atención a las pequeñas cosas que nos rodean y al cultivar la gratitud y la conexión con nosotros mismos y con los demás. Al hacerlo, descubrimos que la vida está llena de momentos de alegría, y que la verdadera felicidad no está en lo que esperamos o en lo que deseamos, sino en lo que ya tenemos, en lo que vivimos día a día.

Nutrición para el Cuerpo y el Alma

La nutrición es fundamental para nuestro bienestar, y no solo se refiere a los alimentos que consumimos, sino también a cómo nutrimos nuestra mente y nuestro espíritu. La forma en que cuidamos nuestro cuerpo y nuestra mente influye directamente en nuestra salud física y emocional, por lo que es importante prestar atención a los aspectos más simples de la nutrición, tanto para el cuerpo como para el alma. Este capítulo aborda cómo podemos mejorar nuestra calidad de vida mediante una alimentación equilibrada y prácticas que nutran nuestro espíritu, ofreciendo una visión holística del bienestar.

Empezando por el cuerpo, la alimentación es la base de una vida saludable. Lo que comemos afecta nuestra energía, nuestra concentración y, en general, nuestro estado de ánimo. Una dieta equilibrada es clave para mantener un cuerpo fuerte y una mente clara. Esto no significa que debamos seguir una dieta estricta o privarnos de alimentos que disfrutamos, sino que se trata de encontrar un equilibrio que funcione para nosotros. Incluir una variedad de alimentos frescos y naturales en nuestra dieta, como frutas, verduras, granos enteros y proteínas de calidad, nos proporciona los nutrientes que necesitamos para funcionar de manera óptima. Estos alimentos son ricos en vitaminas, minerales y antioxidantes que no solo nos mantienen sanos, sino que también pueden mejorar nuestra piel, fortalecer nuestro sistema inmunológico y aumentar nuestra vitalidad.

Es importante también recordar que cada cuerpo es único y que lo que funciona para una persona puede no ser adecuado para otra. Escuchar a nuestro cuerpo es fundamental para entender qué alimentos nos hacen sentir bien y cuáles no. A veces, esto puede implicar hacer ajustes en nuestra dieta, como reducir el consumo de azúcares refinados o alimentos procesados, que pueden ser tentadores pero que, a largo plazo, no aportan mucho valor nutricional. Por otro lado, es vital no caer en la trampa de las dietas extremas o modas alimenticias que prometen resultados rápidos pero que pueden ser insostenibles y poco saludables. En lugar de eso, la clave está en adoptar hábitos alimenticios que podamos mantener a lo largo del tiempo, y que nos ayuden a sentirnos bien tanto por dentro como por fuera.

Pero la nutrición no se trata solo de lo que comemos, sino también de cómo comemos. Comer de manera consciente, es decir, prestar atención a lo que estamos comiendo y disfrutar de cada bocado, puede mejorar nuestra relación con la comida y nuestra digestión. En lugar de comer de manera apresurada o distraída, sentarse a la mesa y saborear la comida sin prisas nos ayuda a conectarnos con nuestro cuerpo y a ser más conscientes de las señales de hambre y saciedad. Esto no solo mejora nuestra digestión, sino que también nos permite disfrutar más de la comida y a sentirnos más satisfechos con lo que comemos. Además, cuando comemos de manera consciente, es más probable que hagamos elecciones alimenticias que realmente nutran nuestro cuerpo y nos hagan sentir bien.

Así como es importante nutrir nuestro cuerpo, también lo es alimentar nuestra alma. Esto significa cuidar de nuestro bienestar emocional y mental, lo cual es tan vital como mantener una dieta equilibrada. La forma en que nutrimos nuestra alma puede variar de una persona a otra, pero generalmente implica hacer cosas que nos llenan de alegría, paz y satisfacción. Esto puede incluir actividades como leer un buen libro, pasar tiempo en la naturaleza, practicar la meditación o simplemente disfrutar de la compañía de seres queridos. Estas actividades nos permiten desconectar del estrés diario y reconectar con lo que realmente importa en la vida, proporcionándonos un sentido de bienestar profundo y duradero.

El autocuidado es otra forma esencial de nutrir nuestra alma. Esto puede ser tan simple como tomarse unos minutos al día para relajarse, respirar profundamente o reflexionar sobre lo que estamos agradecidos. Cuidar de nosotros mismos no es un acto egoísta, sino una necesidad para mantener nuestro equilibrio emocional y nuestra salud mental. Cuando nos tomamos el tiempo para nutrir nuestra alma, nos volvemos más resilientes ante los desafíos de la vida y más capaces de disfrutar de los momentos felices. Además, cuando estamos bien con nosotros mismos, también podemos estar mejor para los demás, ofreciendo nuestro amor y apoyo de una manera más auténtica y generosa.

Finalmente, la nutrición del cuerpo y del alma están profundamente interconectadas. Cuando cuidamos de nuestro cuerpo a través de una buena alimentación, nos sentimos mejor física y emocionalmente, lo que a su vez nos permite nutrir nuestra alma con más facilidad. Del mismo modo, cuando nuestro espíritu está bien nutrido, es más fácil hacer elecciones saludables para nuestro cuerpo, ya que estamos más en sintonía con nuestras necesidades y deseos. Este ciclo positivo de cuidado mutuo entre el cuerpo y el alma es lo que nos permite vivir una vida plena y satisfactoria.

En conclusión, nutrir el cuerpo y el alma es una práctica diaria que requiere atención y cuidado. No se trata de buscar la perfección, sino de encontrar un equilibrio que nos permita sentirnos bien en todos los aspectos de nuestra vida. Al adoptar una alimentación equilibrada y consciente, y al tomar el tiempo necesario para cuidar de nuestro bienestar emocional, podemos mejorar significativamente nuestra calidad de vida. Esta nutrición holística no solo nos ayuda a mantenernos saludables, sino que también nos permite disfrutar más de la vida, apreciar los momentos simples y encontrar una felicidad duradera en nuestro día a día.

Ejercicio y Bienestar

El ejercicio es uno de los pilares fundamentales para mantener un estilo de vida saludable y equilibrado. Sin embargo, a menudo se asocia con algo que debe hacerse por obligación o para alcanzar ciertos objetivos físicos, como perder peso o ganar masa muscular. Si bien estos pueden ser beneficios adicionales, el ejercicio es mucho más que eso. Es una herramienta poderosa para mejorar no solo nuestra salud física, sino también nuestro bienestar mental y emocional. Entender el ejercicio como una forma de cuidado personal, más que como una tarea o un medio para un fin, puede transformar nuestra relación con él y motivarnos a integrarlo de manera más natural en nuestra vida diaria.

El ejercicio, en su forma más simple, es movimiento. Nuestro cuerpo está diseñado para moverse, y cuando lo hacemos, desencadenamos una serie de beneficios que van más allá de lo que podemos ver a simple vista. Cuando nos movemos, ya sea caminando, bailando, corriendo o practicando yoga, estamos fortaleciendo nuestro corazón, mejorando nuestra circulación, y ayudando a mantener nuestros músculos y articulaciones en buen estado. Pero el movimiento también tiene un impacto profundo en nuestra mente. Numerosos estudios han demostrado que el ejercicio regular puede reducir los niveles de estrés, ansiedad y depresión. Esto se debe a que cuando nos ejercitamos, nuestro cerebro libera endorfinas, a menudo conocidas como las "hormonas de la felicidad", que mejoran nuestro estado de ánimo y nos hacen sentir más positivos y energizados.

El ejercicio no tiene que ser complicado ni requerir mucho tiempo para ser efectivo. A veces, la idea de pasar horas en un gimnasio puede parecer desalentadora, pero no es necesario. Incorporar pequeños momentos de actividad física a lo largo del día puede tener un impacto significativo en nuestro bienestar general. Por ejemplo, caminar durante 30 minutos al día, ya sea en un parque, en la ciudad o incluso dentro de casa, puede ser suficiente para mejorar nuestra salud cardiovascular y mental. Lo importante es encontrar una actividad que disfrutemos y que podamos hacer de manera constante. La clave está en movernos de manera regular, no en hacer ejercicio de forma intensa solo ocasionalmente.

Además de los beneficios físicos y mentales, el ejercicio también puede ser una forma de conectarnos con nosotros mismos y con nuestro entorno. Actividades como el yoga o el tai chi, por ejemplo, combinan movimiento con respiración consciente y meditación, lo que no solo fortalece el cuerpo, sino que también calma la mente y equilibra las emociones. Estas prácticas nos invitan a ser más conscientes de nuestro cuerpo, a escuchar sus señales y a respetar sus límites, lo cual es esencial para mantener un equilibrio saludable. Incluso actividades más dinámicas, como correr o nadar, pueden convertirse en momentos de reflexión y meditación activa, si nos permitimos disfrutar del proceso en lugar de enfocarnos únicamente en el resultado.

El ejercicio también puede ser una excelente oportunidad para socializar y fortalecer nuestras relaciones. Participar en actividades físicas en grupo, como clases de baile, caminatas comunitarias o deportes en equipo, nos permite compartir tiempo de calidad con otras personas, lo que enriquece nuestras vidas y nos brinda un sentido de comunidad. Estas interacciones sociales no solo hacen que el ejercicio sea más divertido y motivador, sino que también nos proporcionan apoyo emocional, lo que es crucial para nuestro bienestar. Al rodearnos de personas con intereses similares, creamos un entorno positivo que nos anima a seguir activos y comprometidos con nuestra salud.

Otro aspecto importante a considerar es que el ejercicio no debe ser visto como una forma de castigo o como algo que hacemos únicamente para "compensar" lo que comemos. Esta mentalidad puede crear una relación poco saludable con la actividad física y con nuestro cuerpo. En lugar de eso, debemos ver el ejercicio como un acto de amor hacia nosotros mismos, una manera de cuidar nuestro cuerpo y nuestra mente. Al cambiar nuestra perspectiva y enfocarnos en cómo nos sentimos después de hacer ejercicio, en lugar de en cómo nos vemos, podemos empezar a disfrutar más del proceso y a incorporar el movimiento en nuestra vida diaria de una manera más natural y sostenible.

Para muchas personas, uno de los mayores desafíos es encontrar el tiempo para hacer ejercicio. En una rutina diaria ocupada, puede parecer difícil dedicar una hora al día a la actividad física. Sin embargo, el ejercicio no tiene que ser una actividad separada del resto de nuestro día. Podemos incorporar el movimiento en nuestras actividades cotidianas de manera creativa. Por ejemplo, optar por las escaleras en lugar del ascensor, caminar o andar en bicicleta en lugar de conducir, o incluso hacer estiramientos mientras vemos la televisión, son pequeñas acciones que pueden sumar grandes beneficios con el tiempo. La idea es buscar oportunidades para movernos a lo largo del día, en lugar de ver el ejercicio como algo que solo podemos hacer en un gimnasio o en una clase.

Finalmente, es importante recordar que el ejercicio debe ser una experiencia placentera. No todos disfrutamos de las mismas actividades, y está bien experimentar con diferentes tipos de ejercicio hasta encontrar lo que realmente nos gusta. Para algunos, puede ser el senderismo en la naturaleza; para otros, puede ser la danza, el yoga, o incluso la jardinería. Lo que importa es que nos movamos de una manera que nos haga sentir bien, que nos permita disfrutar del momento y que contribuya a nuestro bienestar general. Al adoptar esta actitud hacia el ejercicio, lo veremos no como una obligación, sino como una parte integral de nuestra vida que enriquece nuestro cuerpo, nuestra mente y nuestro espíritu.

En resumen, el ejercicio y el bienestar están intrínsecamente conectados. A través del movimiento, no solo mejoramos nuestra salud física, sino que también cultivamos un estado mental más positivo y un equilibrio emocional. Al encontrar maneras de integrar el ejercicio en nuestra vida diaria, de manera que sea agradable y sostenible, podemos transformar nuestra relación con el movimiento y, en consecuencia, con nuestro bienestar. El ejercicio es una forma poderosa de autocuidado, y cuando lo abordamos con una actitud de amor y gratitud hacia nuestro cuerpo, nos permite vivir de manera más plena y saludable cada día.

La Importancia del Sueño

El sueño es un pilar fundamental para nuestra salud y bienestar, aunque a menudo lo subestimamos en nuestra vida diaria. En un mundo que valora la productividad y la actividad constante, el sueño puede parecer una pérdida de tiempo, algo que se sacrifica para poder hacer más cosas. Sin embargo, la realidad es que el sueño es esencial para nuestro cuerpo y nuestra mente. Dormir no es solo un momento de descanso pasivo; es un proceso activo durante el cual el cuerpo y el cerebro realizan funciones cruciales que no podrían llevarse a cabo mientras estamos despiertos. Entender la importancia del sueño y cómo afecta todos los aspectos de nuestra vida es clave para vivir de manera saludable y equilibrada.

En primer lugar, el sueño es el momento en el que nuestro cuerpo se regenera. Durante las horas de sueño, el cuerpo trabaja para reparar tejidos, construir huesos y músculos, y fortalecer el sistema inmunológico. Estas funciones son vitales para mantenernos saludables y resistentes ante enfermedades y lesiones. Sin un sueño adecuado, estos procesos se ven interrumpidos, lo que puede llevar a una mayor susceptibilidad a enfermedades, un aumento del estrés, y una recuperación más lenta de cualquier dolencia o fatiga física. Además, el sueño también ayuda a regular muchas de las hormonas del cuerpo, incluyendo aquellas que controlan el apetito y el metabolismo, lo que significa que dormir lo suficiente puede ayudar a mantener un peso saludable y a evitar problemas metabólicos a largo plazo.

El sueño también es esencial para la salud mental. Durante la noche, el cerebro procesa y organiza la información que ha recibido durante el día. Esto incluye consolidar la memoria, resolver problemas, y eliminar toxinas que se han acumulado durante las horas de vigilia. Sin un sueño adecuado, este proceso se ve comprometido, lo que puede llevar a problemas de memoria, dificultades para concentrarse, y una disminución en la capacidad de tomar decisiones. A largo plazo, la falta de sueño se ha relacionado con un mayor riesgo de desarrollar trastornos mentales como la depresión y la ansiedad. Por lo tanto, el sueño es una parte fundamental de nuestra salud emocional y mental, y es necesario para mantener una mente clara y equilibrada.

Uno de los aspectos más importantes del sueño es la cantidad y la calidad. No solo es importante dormir un número suficiente de horas cada noche, sino también asegurarse de que esas horas sean de calidad. Esto significa que debemos pasar por las distintas fases del sueño, incluyendo el sueño profundo y el sueño REM (movimiento rápido de los ojos), que son cruciales para la restauración física y mental. Desafortunadamente, muchos de nosotros tenemos problemas para dormir de manera adecuada debido a factores como el estrés, el uso excesivo de dispositivos electrónicos antes de acostarnos, o un ambiente de sueño poco favorable. Estos factores pueden interrumpir el sueño o hacer que no sea lo suficientemente profundo, lo que nos deja sintiéndonos cansados y menos capaces de enfrentar las demandas del día siguiente.

Para mejorar la calidad del sueño, es importante establecer una rutina de sueño regular. Irse a la cama y despertarse a la misma hora todos los días, incluso los fines de semana, ayuda a regular el reloj biológico del cuerpo, conocido como ritmo circadiano. Este reloj interno controla el ciclo de sueño-vigilia y se ve influenciado por factores externos como la luz. Mantener una rutina regular ayuda a que el cuerpo sepa cuándo es el momento de dormir y cuándo es el momento de despertarse, lo que facilita conciliar el sueño y descansar de manera más efectiva. Además, crear un ambiente propicio para el sueño, como una habitación oscura, tranquila y fresca, puede mejorar significativamente la calidad del sueño.

Otro aspecto importante es la preparación antes de dormir. Actividades como leer un libro, tomar un baño caliente, o practicar técnicas de relajación como la respiración profunda o la meditación, pueden ayudar a calmar la mente y preparar el cuerpo para el sueño. Es fundamental evitar el uso de dispositivos electrónicos al menos una hora antes de acostarse, ya que la luz azul que emiten las pantallas puede interferir con la producción de melatonina, la hormona que regula el sueño. En lugar de eso, es mejor optar por actividades que nos relajen y nos ayuden a desconectar de las preocupaciones del día. También es importante evitar consumir alimentos pesados, cafeína o alcohol antes de dormir, ya que estos pueden interferir con la calidad del sueño.

El impacto del sueño en nuestro estado de ánimo y en nuestra capacidad para manejar el estrés también es significativo. Cuando no dormimos lo suficiente, es más probable que nos sintamos irritables, ansiosos, y menos capaces de manejar situaciones estresantes. Esto se debe a que el sueño juega un papel crucial en la regulación de nuestras emociones. Durante el sueño, el cerebro procesa y equilibra las emociones, lo que nos permite responder de manera más calmada y racional a los desafíos que enfrentamos durante el día. Dormir bien, por lo tanto, no solo nos ayuda a sentirnos mejor físicamente, sino también a estar más equilibrados emocionalmente y a tener una mejor capacidad para enfrentar las dificultades.

Finalmente, es importante reconocer que el sueño es una parte integral del autocuidado. A menudo, priorizamos otras actividades sobre el sueño, como trabajar más horas, socializar, o simplemente pasar tiempo en actividades de ocio. Si bien estas actividades son importantes, no deben hacerse a expensas de un buen descanso. Dormir lo suficiente es una de las formas más simples y efectivas de cuidar de nosotros mismos. Es un acto de amor propio, y al hacerlo, nos aseguramos de que estamos en la mejor forma posible para disfrutar de la vida y para ser productivos y felices.

En conclusión, el sueño es esencial para nuestra salud física, mental y emocional. Dormir bien nos ayuda a mantener un cuerpo fuerte, una mente clara, y un estado de ánimo equilibrado. Al darle al sueño la importancia que merece, y al hacer ajustes en nuestra rutina diaria para mejorar tanto la cantidad como la calidad de nuestro descanso, podemos mejorar significativamente nuestra calidad de vida. Dormir no es un lujo, es una necesidad, y al priorizarlo, nos aseguramos de que estamos cuidando de nosotros mismos de la mejor manera posible.

Relaciones y Apoyo

Las relaciones humanas son uno de los elementos más importantes en nuestras vidas. Desde el momento en que nacemos, estamos rodeados de personas que influyen en nuestro desarrollo, bienestar y felicidad. Estas relaciones no se limitan a la familia, sino que incluyen amigos, colegas, parejas y miembros de nuestra comunidad. Las conexiones humanas nos proporcionan apoyo, sentido de pertenencia y una fuente de alegría que difícilmente podríamos encontrar en otro lugar. Sin embargo, mantener relaciones saludables requiere esfuerzo, comunicación y comprensión mutua. Este capítulo explora la importancia de las relaciones y el apoyo emocional, y cómo estos elementos son fundamentales para nuestro bienestar.

El ser humano es una criatura social por naturaleza. Desde tiempos ancestrales, hemos dependido de la comunidad para sobrevivir. Aunque la sociedad ha cambiado y evolucionado, la necesidad de estar conectados con los demás sigue siendo la misma. Las relaciones saludables nos brindan un sentido de seguridad y nos ayudan a enfrentar los desafíos de la vida con mayor resiliencia. Cuando contamos con el apoyo de personas que nos quieren y se preocupan por nosotros, nos sentimos más capaces de manejar el estrés, superar dificultades y celebrar nuestros logros. Este apoyo puede manifestarse de muchas formas, desde una conversación reconfortante hasta la ayuda práctica en momentos de necesidad.

Uno de los aspectos más valiosos de las relaciones es el apoyo emocional. Tener a alguien con quien compartir nuestras preocupaciones, alegrías y miedos nos permite liberar tensiones y sentirnos comprendidos. La empatía, la capacidad de ponerse en el lugar del otro y entender sus sentimientos, es una cualidad esencial en cualquier relación. Cuando nos sentimos escuchados y comprendidos, nuestra carga emocional se aligera, y nos sentimos más conectados con la persona que nos brinda ese apoyo. Este tipo de conexión profunda fortalece los lazos entre las personas y crea una base sólida para una relación duradera.

Sin embargo, no todas las relaciones son fáciles. A veces, surgen conflictos, malentendidos o diferencias que pueden poner a prueba nuestras conexiones con los demás. Es en estos momentos cuando la comunicación abierta y honesta se vuelve crucial. Expresar nuestros sentimientos y necesidades de manera clara y respetuosa es fundamental para resolver problemas y evitar que las tensiones se acumulen. La habilidad de escuchar activamente, es decir, prestar atención genuina a lo que la otra persona está diciendo sin interrumpir o juzgar, es igualmente importante. Cuando ambas partes se sienten escuchadas y valoradas, es más probable que se llegue a una solución satisfactoria para todos.

Además del apoyo emocional, las relaciones también nos ofrecen un sentido de pertenencia. Sentir que formamos parte de un grupo, ya sea una familia, un círculo de amigos o una comunidad, nos da un propósito y nos hace sentir que no estamos solos. Este sentido de pertenencia es esencial para nuestra salud mental, ya que reduce la sensación de aislamiento y soledad. La soledad, especialmente cuando se prolonga en el tiempo, puede tener efectos negativos en nuestra salud emocional, conduciendo a problemas como la depresión y la ansiedad. Por eso, es importante cultivar y mantener relaciones que nos hagan sentir conectados y apoyados.

El apoyo mutuo también es un aspecto vital en las relaciones. Las relaciones saludables se basan en el dar y recibir. Cuando ayudamos a los demás, ya sea ofreciendo un consejo, una mano amiga, o simplemente estando presentes, no solo fortalecemos la relación, sino que también nos sentimos bien con nosotros mismos. Este intercambio de apoyo crea un ciclo positivo donde ambas partes se benefician y la relación se enriquece. Es importante recordar que, aunque recibir apoyo es crucial, ser capaces de ofrecerlo es igualmente valioso. Ser un buen amigo, compañero o miembro de la familia implica estar dispuesto a estar ahí para los demás cuando lo necesiten.

Las relaciones también nos ayudan a crecer y desarrollarnos como personas. A través de nuestras interacciones con los demás, aprendemos sobre nosotros mismos, nuestras fortalezas y debilidades, y cómo podemos mejorar. Los desafíos que enfrentamos en nuestras relaciones, como las diferencias de opinión o los conflictos, nos enseñan lecciones importantes sobre la paciencia, la empatía y la resolución de problemas. Además, las relaciones nos inspiran y nos motivan a ser mejores. Ver cómo otras personas enfrentan sus propios desafíos o logran sus metas puede servirnos de ejemplo y alentarnos a esforzarnos más en nuestras propias vidas.

Es importante reconocer que no todas las relaciones son saludables. A veces, podemos encontrarnos en relaciones que son tóxicas o que nos hacen más daño que bien. Estas relaciones pueden drenarnos emocionalmente, hacernos sentir mal con nosotros mismos, o incluso afectar nuestra salud mental y física. Identificar estas relaciones y tomar medidas para protegernos, ya sea estableciendo límites claros o, en algunos casos, alejándonos de la relación, es fundamental para nuestro bienestar. El respeto mutuo y el apoyo incondicional son los cimientos de cualquier relación saludable, y si estos están ausentes, es posible que necesitemos reevaluar la relación.

Finalmente, es esencial recordar que las relaciones, al igual que nosotros, cambian y evolucionan con el tiempo. A medida que crecemos y nuestras circunstancias cambian, nuestras relaciones también pueden cambiar. Algunas relaciones pueden fortalecerse y profundizarse, mientras que otras pueden desvanecerse o transformarse en algo diferente. Aceptar estos cambios y adaptarse a ellos es parte del proceso natural de la vida. Mantener una mente abierta y estar dispuesto a trabajar en nuestras relaciones, incluso cuando es difícil, es clave para mantener conexiones significativas y duraderas.

En conclusión, las relaciones y el apoyo que recibimos de los demás son fundamentales para nuestro bienestar general. Las relaciones saludables nos brindan apoyo emocional, un sentido de pertenencia, y una oportunidad para crecer y desarrollarnos como personas. Sin embargo, mantener estas relaciones requiere esfuerzo, comunicación y comprensión. Al cultivar conexiones basadas en el respeto mutuo y el apoyo incondicional, podemos crear un entorno en el que todos podamos prosperar. En última instancia, nuestras relaciones con los demás enriquecen nuestra vida y nos proporcionan una fuente de alegría y bienestar que difícilmente podríamos encontrar por nuestra cuenta.

La Naturaleza como Medicina

La naturaleza ha sido, desde tiempos inmemoriales, una fuente inagotable de curación y bienestar. Antes de que existieran los medicamentos modernos, las personas recurrían a las plantas, al aire fresco, al agua pura y al sol para sanar sus cuerpos y revitalizar sus mentes. Hoy en día, aunque vivimos en un mundo altamente urbanizado y tecnológicamente avanzado, la naturaleza sigue siendo una de las mejores medicinas que tenemos a nuestro alcance. La conexión con el entorno natural no solo beneficia nuestra salud física, sino también nuestra salud mental y emocional. Este capítulo explora cómo la naturaleza actúa como una poderosa medicina, y cómo podemos aprovechar sus beneficios para nutrir nuestro bienestar en la vida diaria.

El simple acto de estar al aire libre, rodeados de árboles, montañas, ríos o el mar, tiene un efecto positivo inmediato en nuestro cuerpo y mente. Numerosos estudios han demostrado que pasar tiempo en la naturaleza reduce los niveles de estrés y ansiedad, disminuye la presión arterial, y mejora la función del sistema inmunológico. Estos beneficios se deben en parte a la capacidad de la naturaleza para reducir la producción de cortisol, la hormona del estrés. Cuando nos alejamos del bullicio de la ciudad y nos sumergimos en un entorno natural, nuestro cuerpo entra en un estado de relajación, lo que permite que nuestro sistema nervioso se calme y nuestros niveles de estrés disminuyan.

La naturaleza también tiene un impacto profundo en nuestra salud mental. Pasar tiempo al aire libre, ya sea caminando en un parque, haciendo senderismo en las montañas, o simplemente sentándonos bajo un árbol, nos ayuda a despejar la mente y a reducir los pensamientos negativos. El contacto con la naturaleza nos brinda una sensación de paz y tranquilidad que es difícil de encontrar en otros lugares. Esta conexión con el entorno natural nos permite desconectarnos de las preocupaciones diarias y reconectar con nosotros mismos. La naturaleza actúa como un bálsamo para la mente, ayudándonos a ver las cosas con más claridad y a encontrar soluciones a los problemas que enfrentamos.

Además de sus efectos calmantes, la naturaleza también nos proporciona una dosis de energía renovadora. El aire fresco, la luz del sol, y el sonido del agua corriendo o el canto de los pájaros, nos llenan de vitalidad y nos ayudan a recargar nuestras energías. Esto es especialmente importante en un mundo donde a menudo nos sentimos agotados por las demandas del trabajo, el tráfico, y las responsabilidades diarias. Pasar tiempo en la naturaleza nos da un respiro de todo esto y nos permite recargar nuestras baterías, para que podamos enfrentar el día con más entusiasmo y positividad.

La naturaleza no solo nos ofrece un lugar para relajarnos y rejuvenecer, sino que también nos brinda una fuente infinita de inspiración y creatividad. Los paisajes naturales, con sus colores, formas y sonidos, estimulan nuestros sentidos y nos inspiran a pensar de manera más creativa. Muchos artistas, escritores y pensadores a lo largo de la historia han encontrado en la naturaleza una musa inagotable para su trabajo. Este efecto inspirador no se limita solo a los artistas; cualquiera puede beneficiarse de la inspiración que la naturaleza ofrece. Simplemente estar al aire libre, observando la belleza que nos rodea, puede abrir nuestra mente a nuevas ideas y perspectivas.

Otro aspecto importante de la naturaleza es su capacidad para conectarnos con algo más grande que nosotros mismos. Cuando nos encontramos en medio de un bosque, frente a un océano inmenso, o contemplando una montaña majestuosa, es difícil no sentir una profunda sensación de asombro y humildad. La naturaleza nos recuerda lo pequeños que somos en comparación con la vastedad del mundo natural, y al mismo tiempo, nos muestra que somos parte de un todo más grande. Esta conexión con la naturaleza puede darnos un sentido de propósito y pertenencia, ayudándonos a sentirnos más en paz con nosotros mismos y con el mundo que nos rodea.

Además de los beneficios individuales, la naturaleza también juega un papel crucial en la construcción de comunidades más fuertes y saludables. Actividades como el senderismo en grupo, la jardinería comunitaria, o las limpiezas de playas, no solo nos conectan con la naturaleza, sino que también nos conectan con otras personas. Estas actividades fomentan el sentido de comunidad y nos permiten compartir experiencias significativas con los demás. El trabajo en equipo y la colaboración en un entorno natural pueden fortalecer los lazos entre las personas y crear una sensación de unidad y solidaridad.

Es importante destacar que no necesitamos vivir en el campo o tener acceso a grandes áreas naturales para disfrutar de los beneficios que la naturaleza ofrece. Incluso en las ciudades, podemos encontrar formas de conectarnos con la naturaleza. Visitar parques, jardines botánicos, o simplemente cuidar de plantas en casa, son maneras efectivas de integrar la naturaleza en nuestra vida diaria. La clave es hacer un esfuerzo consciente para pasar tiempo al aire libre y rodearnos de elementos naturales, aunque sea en pequeñas dosis. Estos momentos, aunque breves, pueden tener un impacto significativo en nuestro bienestar general.

Por otro lado, la naturaleza también nos enseña valiosas lecciones de vida. Al observar los ciclos naturales, como el cambio de estaciones, el crecimiento de las plantas, o el comportamiento de los animales, podemos aprender sobre la paciencia, la adaptabilidad, y la importancia de vivir en armonía con nuestro entorno. La naturaleza nos muestra que todo en la vida tiene su ritmo y que es importante respetar esos ritmos, tanto en nuestro entorno como en nosotros mismos. Al aprender de la naturaleza, podemos aplicar estas lecciones a nuestra vida diaria, lo que nos ayuda a vivir de manera más equilibrada y consciente.

En resumen, la naturaleza es una medicina poderosa que está al alcance de todos. Nos ofrece un refugio del estrés y la ansiedad, nos llena de energía y vitalidad, nos inspira y nos conecta con algo más grande que nosotros mismos. Al hacer un esfuerzo consciente para pasar tiempo al aire libre y rodearnos de la belleza natural, podemos mejorar significativamente nuestra salud física, mental y emocional. La naturaleza no solo nos sana, sino que también nos enseña lecciones valiosas sobre la vida, el crecimiento y la armonía. En un mundo cada vez más acelerado y desconectado, reconectar con la naturaleza es más importante que nunca para nuestro bienestar general.

Anna Baker

La Magia del Silencio

El silencio, en un mundo lleno de ruido y distracciones, es un bien cada vez más escaso y, a la vez, más valioso. Vivimos en una sociedad que nos bombardea constantemente con información, sonidos, y estímulos visuales, desde el momento en que despertamos hasta que nos vamos a dormir. Rara vez encontramos un momento de verdadera quietud, un momento para simplemente estar, sin ser interrumpidos por el zumbido de los teléfonos, el tráfico, o el murmullo incesante de las conversaciones. Sin embargo, el silencio tiene un poder transformador. Nos ofrece una oportunidad única para reconectar con nosotros mismos, reflexionar sobre nuestras vidas, y encontrar una paz interior que es difícil de alcanzar en medio del bullicio cotidiano. Este capítulo explora la magia del silencio y cómo podemos incorporarlo en nuestra vida diaria para mejorar nuestro bienestar general.

El silencio no es simplemente la ausencia de ruido; es un espacio en el que podemos encontrarnos a nosotros mismos de una manera que no es posible en ningún otro lugar. En el silencio, nuestras mentes tienen la oportunidad de descansar y recargarse. A menudo, estamos tan ocupados con nuestras tareas diarias y tan sumergidos en el ruido constante que no nos damos cuenta de cuánto necesitamos un momento de quietud. El silencio nos permite tomar un respiro, detenernos, y escuchar lo que realmente está sucediendo dentro de nosotros. Es en estos momentos de silencio cuando podemos reflexionar sobre nuestras emociones, nuestras decisiones, y el rumbo que estamos tomando en la vida.

Uno de los beneficios más importantes del silencio es su capacidad para reducir el estrés. Cuando nos encontramos en un entorno silencioso, nuestro sistema nervioso se calma, y nuestros niveles de cortisol, la hormona del estrés, disminuyen. El silencio actúa como un antídoto natural contra el ruido y las presiones de la vida moderna, ayudándonos a encontrar un equilibrio mental y emocional. Incluso unos pocos minutos de silencio al día pueden tener un impacto significativo en nuestra salud mental. El simple acto de sentarse en silencio, sin distracciones, puede ser increíblemente relajante y restaurador.

Además de sus efectos calmantes, el silencio también nos brinda claridad mental. En un mundo donde estamos constantemente bombardeados con información, es fácil sentirse abrumado y confuso. El silencio nos permite ordenar nuestros pensamientos, priorizar lo que es realmente importante, y tomar decisiones más conscientes. En lugar de reaccionar impulsivamente ante las situaciones, el silencio nos da el espacio necesario para reflexionar y responder de manera más considerada y equilibrada. Esta claridad mental no solo nos ayuda a tomar mejores decisiones, sino que también nos permite vivir de manera más intencional y alineada con nuestros valores.

El silencio también es un medio poderoso para la introspección y el autoconocimiento. En la quietud, podemos explorar nuestras emociones más profundas, nuestras aspiraciones, y nuestras preocupaciones. Podemos hacer preguntas importantes sobre quiénes somos, qué queremos en la vida, y cómo podemos crecer y evolucionar como personas. La introspección que el silencio facilita nos ayuda a conocernos mejor y a comprender nuestras motivaciones, miedos, y deseos. Este conocimiento interior es esencial para nuestro crecimiento personal y nos permite vivir de manera más auténtica y significativa.

Otro aspecto importante del silencio es su capacidad para mejorar nuestras relaciones con los demás. En la comunicación, el silencio a menudo se subestima, pero es una herramienta poderosa. Escuchar en silencio cuando otra persona está hablando muestra respeto, empatía, y comprensión. Nos permite captar no solo las palabras, sino también el tono, la emoción, y los matices que están presentes en la conversación. El silencio en la comunicación también nos da tiempo para pensar antes de responder, lo que puede llevar a intercambios más considerados y significativos. Al practicar el silencio en nuestras interacciones, podemos construir relaciones más fuertes y genuinas.

El silencio también juega un papel crucial en la creatividad. Muchos artistas, escritores, y pensadores encuentran que su mejor trabajo surge en momentos de silencio. La quietud permite que nuestras mentes vaguen, lo que a menudo conduce a la generación de nuevas ideas y perspectivas. En el silencio, nuestras mentes son libres de explorar sin las limitaciones del ruido y las distracciones. Esto no solo fomenta la creatividad, sino que también nos permite resolver problemas de manera más efectiva. Cuando nos damos permiso para estar en silencio, permitimos que la inspiración fluya de manera natural y sin esfuerzo.

Para muchos, el silencio puede parecer incómodo al principio. Estamos tan acostumbrados al ruido constante que el silencio puede sentirse extraño, incluso inquietante. Sin embargo, con el tiempo, podemos aprender a apreciar y valorar estos momentos de quietud. Practicar el silencio es una habilidad que se puede desarrollar, y cuanto más lo hacemos, más beneficios experimentamos. Comenzar con pequeños momentos de silencio cada día, como durante una caminata, al despertar, o antes de acostarse, puede ser un buen punto de partida. Con el tiempo, estos momentos pueden extenderse y convertirse en una parte integral de nuestra rutina diaria.

Es importante recordar que el silencio no es solo una ausencia de ruido externo, sino también un estado mental. A veces, incluso en un entorno ruidoso, podemos encontrar un espacio de silencio interior. Este silencio interno es la capacidad de permanecer tranquilos y centrados en medio del caos. Cultivar este silencio interno a través de prácticas como la meditación o la respiración consciente nos ayuda a mantener la calma y la claridad, sin importar lo que esté sucediendo a nuestro alrededor. Este estado de silencio interno es una fuente inagotable de paz y estabilidad, que nos permite enfrentar la vida con más serenidad y fortaleza.

En conclusión, el silencio es una herramienta poderosa para mejorar nuestro bienestar general. Nos ofrece una oportunidad para reducir el estrés, encontrar claridad mental, conocernos mejor, y fortalecer nuestras relaciones. Además, el silencio fomenta la creatividad y nos ayuda a vivir de manera más intencional y significativa. En un mundo donde el ruido y las distracciones son la norma, el silencio es un lujo que todos deberíamos permitirnos. Al incorporar momentos de silencio en nuestra vida diaria, podemos experimentar una transformación profunda en cómo nos sentimos, pensamos y vivimos. El silencio, en su simplicidad, tiene una magia que puede enriquecer nuestras vidas de maneras que nunca imaginamos.

Creando Rutinas Positivas

Crear rutinas positivas es una de las formas más efectivas de mejorar nuestra calidad de vida y bienestar general. Las rutinas, esos hábitos que repetimos día tras día, son los pilares sobre los que construimos nuestras vidas. Desde el momento en que nos despertamos hasta que nos vamos a dormir, nuestras acciones cotidianas definen quiénes somos y cómo nos sentimos. Por eso, establecer rutinas que nos apoyen y nos nutran es esencial para vivir de manera más saludable, productiva y feliz. Este capítulo explora la importancia de crear rutinas positivas, cómo hacerlo de manera efectiva, y los beneficios que pueden aportar a nuestra vida diaria.

El poder de una rutina bien establecida radica en su capacidad para automatizar comportamientos saludables, liberando espacio mental para otras actividades más significativas. Cuando incorporamos prácticas positivas en nuestra rutina diaria, como el ejercicio, la alimentación saludable, o la meditación, estas acciones se convierten en una segunda naturaleza. Ya no necesitamos gastar energía mental en decidir si debemos hacerlas o no; simplemente se convierten en parte de nuestra vida. Esta automatización nos permite ser más consistentes en nuestros esfuerzos hacia el bienestar y nos ayuda a mantenernos en el camino, incluso cuando enfrentamos desafíos o momentos de estrés.

Uno de los primeros pasos para crear una rutina positiva es identificar qué áreas de nuestra vida queremos mejorar. Esto puede incluir aspectos físicos, como nuestra salud y condición física, o aspectos mentales y emocionales, como nuestra paz interior o nuestra felicidad. Al tener claridad sobre nuestras metas, podemos diseñar rutinas que estén alineadas con lo que realmente queremos lograr. Por ejemplo, si deseamos mejorar nuestra salud física, podemos establecer una rutina de ejercicios matutinos y optar por una alimentación equilibrada. Si nuestro objetivo es reducir el estrés, podemos incorporar prácticas diarias como la meditación, la respiración profunda, o la escritura de un diario.

Una vez que hemos identificado nuestras metas, es importante empezar de manera gradual. A menudo, cuando intentamos introducir demasiados cambios a la vez, nos sentimos abrumados y es más probable que abandonemos nuestros esfuerzos. Por eso, es recomendable comenzar con pequeños ajustes que sean manejables y sostenibles. Por ejemplo, si queremos adoptar una rutina de ejercicio, podemos comenzar con sesiones cortas de 10 o 15 minutos al día, y luego aumentar gradualmente la duración y la intensidad. Lo mismo aplica para otros hábitos, como la alimentación saludable o la meditación; pequeños pasos consistentes son más efectivos a largo plazo que grandes cambios temporales.

Otra clave para crear rutinas positivas es la consistencia. Las rutinas funcionan mejor cuando se repiten a la misma hora todos los días, ya que esto ayuda a nuestro cerebro a asociar ciertos momentos del día con ciertas actividades. Por ejemplo, si decidimos hacer ejercicio cada mañana al despertar, con el tiempo nuestro cuerpo y mente se acostumbrarán a esta práctica y será más fácil mantenerla. La consistencia también nos ayuda a crear un sentido de estructura y orden en nuestra vida, lo que puede ser muy beneficioso para nuestro bienestar emocional. Saber lo que viene a continuación en nuestro día nos da una sensación de control y seguridad, lo que reduce la ansiedad y el estrés.

Sin embargo, crear una rutina positiva no significa que debamos ser rígidos o inflexibles. La vida es impredecible, y a veces nuestras circunstancias cambian, lo que puede requerir ajustes en nuestras rutinas. Es importante ser flexible y estar dispuestos a adaptar nuestras rutinas según sea necesario, sin sentirnos culpables o frustrados. La clave es mantener una mentalidad abierta y recordar que las rutinas están aquí para apoyarnos, no para limitarnos. Si en algún momento no podemos seguir una rutina tal como la habíamos planeado, podemos hacer pequeños ajustes y continuar sin perder el ritmo.

Además de los beneficios físicos y mentales, las rutinas positivas también pueden mejorar nuestras relaciones con los demás. Cuando establecemos hábitos que promueven el autocuidado, como el ejercicio, la alimentación saludable y la gestión del estrés, nos sentimos mejor con nosotros mismos y esto se refleja en la forma en que interactuamos con los demás. También podemos crear rutinas que incluyan tiempo de calidad con nuestros seres queridos, como cenas familiares, caminatas al aire libre o actividades recreativas. Estas prácticas fortalecen los lazos familiares y amistosos, y nos permiten disfrutar de relaciones más saludables y satisfactorias.

Otro aspecto importante de las rutinas es su capacidad para aumentar nuestra productividad. Cuando organizamos nuestro día en torno a hábitos positivos, somos más capaces de aprovechar el tiempo de manera eficiente. Por ejemplo, al establecer una rutina matutina que incluya ejercicio, un desayuno saludable y una lista de tareas claras, comenzamos el día con energía y enfoque, lo que nos permite ser más productivos en nuestras actividades diarias. Las rutinas también nos ayudan a evitar la procrastinación, ya que al seguir un horario regular, reducimos las distracciones y nos mantenemos concentrados en nuestras metas.

Es importante mencionar que crear rutinas positivas no se trata solo de incluir nuevas actividades, sino también de eliminar o reducir aquellas que no nos benefician. Identificar hábitos negativos, como pasar demasiado tiempo en las redes sociales, comer en exceso, o evitar el ejercicio, es un paso crucial para mejorar nuestra vida. Reemplazar estos hábitos con alternativas más saludables, como leer un libro, cocinar una comida nutritiva, o practicar yoga, nos permite transformar nuestras rutinas de manera significativa y duradera.

Crear rutinas positivas también puede ser un acto de autocompasión. A menudo, nos sentimos presionados a hacer todo perfecto, pero la realidad es que nadie es perfecto. Las rutinas no están diseñadas para ser seguidas de manera impecable todos los días; están destinadas a guiarnos y apoyarnos en nuestro camino hacia una vida más plena y satisfactoria. Es importante ser amables con nosotros mismos cuando las cosas no salen según lo planeado. Aceptar que habrá días en los que no podremos seguir nuestra rutina al pie de la letra y aprender a no castigarnos por ello es una parte crucial del proceso.

Finalmente, las rutinas positivas pueden ser una fuente de satisfacción y felicidad. Cuando vemos el progreso que hemos logrado gracias a nuestras rutinas, sentimos un sentido de logro y orgullo. Estas pequeñas victorias diarias se acumulan con el tiempo, llevando a una vida más equilibrada y gratificante. Las rutinas también nos dan algo a lo que esperar cada día, ya sea una taza de té en la mañana, una caminata por el parque, o una conversación con un ser querido al final del día. Estas pequeñas alegrías diarias son las que realmente enriquecen nuestra vida y nos permiten disfrutar de la belleza de la rutina.

En conclusión, crear rutinas positivas es una forma poderosa de mejorar nuestro bienestar general. Al establecer hábitos que nos apoyen física, mental y emocionalmente, podemos vivir de manera más saludable, productiva y feliz. Las rutinas nos ayudan a automatizar comportamientos saludables, mantener la consistencia en nuestros esfuerzos, y disfrutar de una mayor claridad y enfoque en nuestras vidas. Al ser flexibles, eliminar hábitos negativos, y practicar la autocompasión, podemos hacer que nuestras rutinas sean una fuente de satisfacción y felicidad. Con el tiempo, estas rutinas se convierten en una parte integral de nuestra vida diaria, guiándonos hacia una existencia más plena y significativa.

La Gratitud como Estilo de Vida

La gratitud es una de las emociones más poderosas y transformadoras que podemos experimentar. Aunque a menudo se la considera simplemente un acto ocasional de dar las gracias, la gratitud tiene el potencial de convertirse en un estilo de vida, una forma de ver y experimentar el mundo que puede enriquecer cada aspecto de nuestra existencia. Adoptar la gratitud como un estilo de vida significa cultivar una actitud de aprecio continuo, reconociendo y valorando las bendiciones, grandes y pequeñas, que encontramos en nuestro día a día. Este capítulo explora cómo la gratitud puede transformar nuestras vidas, cómo podemos practicarla de manera consciente, y los beneficios que puede aportarnos tanto a nivel emocional como físico.

Vivir con gratitud no se trata de ignorar las dificultades o los desafíos que enfrentamos, sino de elegir conscientemente enfocarnos en lo positivo, incluso en medio de las adversidades. Todos atravesamos momentos difíciles, pero la gratitud nos ayuda a ver más allá de las circunstancias inmediatas y a encontrar algo por lo que estar agradecidos. Puede ser algo tan simple como el hecho de tener un techo sobre nuestras cabezas, el apoyo de un ser querido, o la belleza de un amanecer. Esta perspectiva no solo nos permite afrontar los desafíos con más resiliencia, sino que también nos ayuda a mantener una actitud positiva, lo cual es crucial para nuestro bienestar general.

Uno de los primeros pasos para adoptar la gratitud como estilo de vida es aprender a reconocer las cosas por las que podemos estar agradecidos. Esto puede parecer sencillo, pero a menudo estamos tan ocupados y atrapados en la rutina diaria que no nos detenemos a apreciar lo que tenemos. Una práctica útil para desarrollar esta habilidad es llevar un diario de gratitud. Al final de cada día, tomarnos unos minutos para escribir tres cosas por las que estamos agradecidos puede tener un impacto profundo en nuestra perspectiva. Estas no tienen que ser grandes cosas; pueden ser gestos pequeños, como una sonrisa, una comida deliciosa, o un momento de paz. Con el tiempo, esta práctica nos entrena para buscar lo positivo en nuestra vida, lo que a su vez nos hace más conscientes y apreciativos de nuestras bendiciones diarias.

Otro aspecto importante de vivir con gratitud es expresar nuestro agradecimiento a los demás. A menudo, sentimos gratitud por las personas que nos rodean, pero no siempre lo expresamos. Decir "gracias" es un acto poderoso que no solo fortalece nuestras relaciones, sino que también nos hace sentir más conectados y apoyados. Ya sea un amigo, un familiar, un compañero de trabajo, o incluso un extraño que nos brindó ayuda en un momento necesario, expresar nuestro agradecimiento crea un ciclo de positividad y refuerza los lazos entre las personas. Además, cuando hacemos un esfuerzo consciente por expresar nuestra gratitud, nos damos cuenta de cuántas personas contribuyen a nuestro bienestar, lo que nos hace sentir más apoyados y menos solos.

La gratitud también tiene un impacto significativo en nuestra salud física. Numerosos estudios han demostrado que las personas que practican la gratitud de manera regular tienen una mejor salud en general. Tienen menos problemas de presión arterial, duermen mejor, y experimentan menos síntomas de enfermedades relacionadas con el estrés. La gratitud nos ayuda a reducir el estrés porque nos permite enfocarnos en lo positivo, lo cual a su vez reduce los niveles de cortisol, la hormona del estrés, en nuestro cuerpo. Además, la gratitud promueve un ciclo de retroalimentación positiva, donde sentirnos bien nos lleva a ser más agradecidos, lo que nos hace sentir aún mejor.

La gratitud también juega un papel crucial en nuestra salud mental. Al cambiar nuestro enfoque hacia lo que tenemos en lugar de lo que nos falta, podemos reducir sentimientos de ansiedad, depresión y desesperanza. La gratitud nos ayuda a evitar la trampa de la comparación, que a menudo nos deja sintiéndonos insatisfechos o inferiores a los demás. En lugar de comparar nuestras vidas con las de otros, la gratitud nos enseña a valorar nuestra propia vida tal como es, con todas sus imperfecciones y desafíos. Este cambio de perspectiva nos permite disfrutar más del presente y experimentar una mayor satisfacción con la vida.

Un elemento clave para vivir con gratitud es la práctica de la atención plena. La gratitud y la atención plena están íntimamente relacionadas, ya que ambas requieren que estemos presentes y conscientes en el momento. Cuando estamos atentos, somos más capaces de notar y apreciar las cosas que nos rodean, desde la calidez del sol en nuestra piel hasta el sabor de nuestra comida. La atención plena nos ayuda a desconectar del piloto automático en el que a menudo vivimos y nos permite experimentar el mundo con una mayor profundidad y significado. Al combinar la atención plena con la gratitud, podemos transformar incluso las actividades más rutinarias en momentos de aprecio y gozo.

La gratitud también puede ser una fuente de fortaleza en tiempos de dificultad. Cuando enfrentamos desafíos, la gratitud nos ayuda a mantener una perspectiva equilibrada, recordándonos que, incluso en los momentos más oscuros, hay cosas por las que podemos estar agradecidos. Este enfoque no minimiza nuestras luchas, pero nos da la resiliencia necesaria para seguir adelante. Por ejemplo, durante una enfermedad, podemos estar agradecidos por el apoyo de nuestros seres queridos, por el acceso a la atención médica, o por los pequeños momentos de alivio. La gratitud en tiempos difíciles actúa como un ancla que nos mantiene conectados a lo positivo, evitando que nos hundamos en el desánimo.

Además, vivir con gratitud también tiene un efecto contagioso. Cuando practicamos la gratitud, inspiramos a otros a hacer lo mismo. Nuestra actitud agradecida puede influir en las personas que nos rodean, creando un ambiente más positivo y armonioso en nuestras comunidades. Este efecto dominó de la gratitud puede llevar a una cultura de aprecio y generosidad, donde las personas se sienten más valoradas y dispuestas a ayudar a los demás. En este sentido, la gratitud no solo mejora nuestra vida personal, sino que también contribuye al bienestar de quienes nos rodean.

Incorporar la gratitud en nuestra vida diaria también nos permite disfrutar más de las cosas simples. A menudo, estamos tan enfocados en nuestras metas a largo plazo que olvidamos apreciar las pequeñas alegrías que encontramos en el camino. La gratitud nos ayuda a detenernos y saborear esos momentos, como una conversación con un amigo, el aroma del café por la mañana, o el sonido de la lluvia en el techo. Estos pequeños placeres son los que realmente enriquecen nuestra vida y nos dan una sensación de plenitud y satisfacción. Al practicar la gratitud, aprendemos a disfrutar más de estos momentos y a vivir con mayor plenitud.

Finalmente, la gratitud nos ayuda a mantener una actitud de abundancia. En lugar de enfocarnos en lo que no tenemos, la gratitud nos enseña a valorar lo que ya poseemos. Esta actitud de abundancia nos hace sentir más satisfechos con nuestra vida y menos impulsados por el deseo de tener más. Al cultivar la gratitud, podemos liberarnos del ciclo de deseo insatisfecho que a menudo nos lleva a sentirnos infelices y envidiosos. En cambio, la gratitud nos permite ver la abundancia en nuestra vida tal como es, y nos da la paz y la alegría que provienen de saber que ya tenemos suficiente.

En conclusión, adoptar la gratitud como un estilo de vida tiene el poder de transformar nuestra existencia de manera profunda y significativa. Al aprender a reconocer y apreciar las bendiciones en nuestra vida diaria, podemos experimentar una mayor felicidad, bienestar y satisfacción. La gratitud nos ayuda a mantener una perspectiva positiva, a reducir el estrés, y a disfrutar más de las cosas simples. Además, la gratitud fortalece nuestras relaciones, mejora nuestra salud física y mental, y nos da la resiliencia necesaria para enfrentar los desafíos de la vida. Al vivir con gratitud, podemos encontrar una fuente constante de alegría y paz, y crear una vida más plena y significativa.

Simplificar para Vivir Mejor

Simplificar nuestras vidas es una manera poderosa de mejorar nuestro bienestar y encontrar más satisfacción en el día a día. Vivimos en una sociedad que a menudo nos empuja a hacer más, a tener más y a querer más, lo que puede llevarnos a sentirnos abrumados y desconectados de lo que realmente importa. Sin embargo, cuando elegimos simplificar, estamos tomando un paso consciente para eliminar el ruido, reducir el estrés y centrarnos en lo que es verdaderamente esencial. Este capítulo explora cómo simplificar puede transformar nuestra vida, cómo podemos aplicar este enfoque en diferentes áreas, y los beneficios de vivir de una manera más sencilla y significativa.

Simplificar no significa necesariamente renunciar a las cosas que nos gustan o que son importantes para nosotros. Más bien, se trata de hacer espacio para lo que realmente valoramos al deshacernos de lo innecesario. Esto puede incluir posesiones materiales, compromisos sociales, o incluso pensamientos y preocupaciones que nos agobian. Al simplificar, podemos liberarnos de las cargas innecesarias y enfocarnos en lo que realmente nos hace felices y nos da sentido. Este proceso de simplificación nos permite vivir con mayor claridad y propósito, y nos ayuda a crear una vida más equilibrada y gratificante.

Una de las áreas más obvias donde podemos comenzar a simplificar es en nuestro entorno físico. Muchas personas descubren que tener demasiadas cosas puede ser una fuente de estrés y ansiedad. El desorden en nuestro hogar o lugar de trabajo puede hacernos sentir abrumados y distraídos, dificultando nuestra capacidad para concentrarnos y relajarnos. Simplificar nuestro espacio físico implica deshacernos de objetos que ya no necesitamos o que no nos aportan alegría, y mantener solo aquello que realmente utilizamos o valoramos. Este proceso de declutter, o reducción de desorden, puede ser muy liberador, ya que nos permite crear un entorno más ordenado, tranquilo y agradable.

El proceso de simplificación también se puede aplicar a cómo gestionamos nuestro tiempo. A menudo, nos sentimos presionados a llenar cada momento de nuestra agenda con actividades y compromisos, lo que puede llevarnos a sentirnos agotados y sin tiempo para nosotros mismos. Simplificar nuestro horario significa ser más selectivos con cómo elegimos pasar nuestro tiempo, priorizando las actividades que realmente nos importan y eliminando las que no nos aportan valor. Esto puede incluir aprender a decir "no" a ciertos compromisos, delegar tareas o simplemente reservar tiempo para descansar y recargar energías. Al simplificar nuestra agenda, podemos reducir el estrés y disfrutar de una vida más equilibrada y satisfactoria.

Otro aspecto importante de simplificar nuestras vidas es aprender a reducir el ruido mental. Nuestras mentes están constantemente ocupadas con pensamientos, preocupaciones y distracciones, lo que puede dificultar nuestra capacidad para relajarnos y disfrutar del momento presente. Simplificar nuestros pensamientos implica ser conscientes de lo que permitimos entrar en nuestra mente y elegir conscientemente enfocarnos en lo positivo. Esto puede incluir prácticas como la meditación, la atención plena o simplemente tomarnos un momento para respirar profundamente y despejar nuestra mente. Al reducir el ruido mental, podemos experimentar una mayor paz interior y claridad, lo que nos permite tomar decisiones más acertadas y vivir con más tranquilidad.

Las relaciones también pueden beneficiarse de un enfoque simplificado. A menudo, nos rodeamos de relaciones que pueden ser complicadas o que no nos aportan el apoyo que necesitamos. Simplificar nuestras relaciones significa centrarnos en las personas que realmente valoramos y con las que compartimos una conexión significativa. Esto no significa necesariamente cortar lazos con todos los demás, pero sí ser más conscientes de cómo elegimos invertir nuestro tiempo y energía en nuestras relaciones. Al centrarnos en las relaciones que nos aportan felicidad y apoyo, podemos fortalecer nuestros lazos con los demás y disfrutar de relaciones más saludables y satisfactorias.

El consumo consciente es otra forma importante de simplificar nuestras vidas. En lugar de acumular cosas por impulso o por hábito, podemos optar por un enfoque más consciente y deliberado en nuestras decisiones de compra.

Esto implica pensar antes de comprar, preguntarnos si realmente necesitamos un producto, y considerar su impacto en nuestras vidas y en el medio ambiente. Al consumir de manera más consciente, no solo reducimos el desorden en nuestras vidas, sino que también adoptamos un estilo de vida más sostenible y ético. Este enfoque nos permite vivir con menos, pero con más significado, ya que cada cosa que poseemos tiene un propósito claro y aporta valor a nuestra vida.

Simplificar también se puede aplicar a nuestras finanzas. A menudo, nuestras vidas financieras pueden ser una fuente de estrés, especialmente cuando nos encontramos atrapados en el ciclo de gastos excesivos y deudas. Simplificar nuestras finanzas significa adoptar un enfoque más consciente y responsable en cómo gestionamos nuestro dinero. Esto puede incluir crear un presupuesto claro, reducir gastos innecesarios, y centrarnos en ahorrar e invertir en lo que realmente importa. Al simplificar nuestras finanzas, podemos liberar recursos para las cosas que realmente valoramos y reducir la ansiedad relacionada con el dinero.

Otra área donde simplificar puede tener un gran impacto es en nuestra dieta y estilo de vida. A menudo, nos sentimos presionados a seguir dietas complicadas o rutinas de ejercicio intensas que pueden ser difíciles de mantener a largo plazo. Simplificar nuestra alimentación y ejercicio implica optar por un enfoque más natural y equilibrado. Esto puede incluir comer alimentos frescos y sin procesar, y elegir formas de ejercicio que realmente disfrutemos y que se ajusten a nuestro estilo de vida. Al simplificar nuestra dieta y rutina de ejercicio, podemos mejorar nuestra salud y bienestar sin sentirnos abrumados por la presión de cumplir con estándares inalcanzables.

El trabajo también es un área donde simplificar puede ser beneficioso. Muchas veces, nos encontramos atrapados en rutinas laborales que pueden ser estresantes o insatisfactorias. Simplificar nuestro trabajo puede implicar revisar nuestras prioridades, delegar tareas cuando sea posible, y buscar formas más eficientes de hacer las cosas. También puede significar establecer límites claros entre el trabajo y la vida personal, para asegurarnos de que no estamos sacrificando nuestra salud o felicidad en el altar del éxito profesional. Al simplificar nuestro enfoque hacia el trabajo, podemos reducir el estrés y encontrar un mayor equilibrio entre nuestra vida laboral y personal.

La tecnología es otra área donde simplificar puede ser extremadamente útil. Vivimos en una era donde estamos constantemente conectados, y aunque la tecnología nos ofrece muchas ventajas, también puede ser una fuente de distracción y estrés. Simplificar nuestro uso de la tecnología implica ser más conscientes de cómo y cuándo la utilizamos. Esto puede incluir reducir el tiempo que pasamos en redes sociales, limitar las notificaciones que recibimos, y crear espacios libres de tecnología en nuestro día a día. Al simplificar nuestra relación con la tecnología, podemos ser más presentes en nuestras vidas, mejorar nuestras relaciones, y reducir la sobrecarga de información.

Simplificar también implica aprender a soltar. A menudo, nos aferramos a cosas, ideas, o expectativas que ya no nos sirven o que incluso nos hacen daño. Aprender a soltar significa aceptar que no necesitamos llevar con nosotros todo el peso del pasado o todas las expectativas para el futuro. Soltar no es renunciar, sino liberarnos de aquello que no nos permite avanzar o que nos impide disfrutar del presente. Al simplificar nuestra vida emocional, podemos liberarnos de resentimientos, miedos, y expectativas no realistas, permitiéndonos vivir de una manera más ligera y alegre.

En última instancia, simplificar para vivir mejor es un acto de autocuidado y amor propio. Al tomar decisiones conscientes sobre lo que permitimos en nuestras vidas, estamos diciendo "sí" a lo que realmente importa y "no" a lo que nos drena o nos aleja de nuestros valores y objetivos. Simplificar nos permite vivir con más intención, alineados con nuestros verdaderos deseos y necesidades, y nos ayuda a crear una vida que sea un reflejo auténtico de quienes somos y de lo que valoramos. No se trata de vivir con menos, sino de vivir con más significado y propósito.

En conclusión, simplificar nuestras vidas puede tener un impacto profundo en nuestro bienestar y felicidad. Al reducir el desorden, gestionar mejor nuestro tiempo, y centrarnos en lo esencial, podemos vivir de una manera más equilibrada, tranquila y satisfactoria. Simplificar nos permite liberar espacio para lo que realmente importa, ya sea en nuestras relaciones, finanzas, trabajo, o simplemente en nuestra paz mental. Al adoptar la simplicidad como un enfoque de vida, podemos encontrar más alegría en lo cotidiano, reducir el estrés, y vivir con una mayor claridad y propósito. Vivir de manera más sencilla no significa renunciar a lo que amamos, sino hacer espacio para lo que realmente nos nutre y nos hace felices.

El Poder de la Respiración

La respiración es una de las funciones más básicas y esenciales de nuestro cuerpo, pero a menudo la pasamos por alto. Respirar es algo que hacemos automáticamente, sin siquiera pensarlo, y sin embargo, es una herramienta poderosa que tenemos al alcance para mejorar nuestro bienestar físico, mental y emocional. El poder de la respiración radica en su capacidad para influir en cómo nos sentimos, cómo reaccionamos ante el estrés y cómo nos conectamos con nosotros mismos en el momento presente. En este capítulo, exploraremos cómo la respiración puede ser una herramienta transformadora para nuestra salud y cómo podemos aprender a utilizarla conscientemente para vivir de una manera más equilibrada y plena.

La respiración es la conexión directa entre nuestro cuerpo y nuestra mente. Cuando respiramos de manera consciente, podemos influir en nuestro estado emocional, calmar nuestra mente, y relajar nuestro cuerpo. Esto se debe a que la respiración está estrechamente ligada al sistema nervioso autónomo, que controla nuestras respuestas al estrés. Cuando estamos estresados o ansiosos, nuestra respiración tiende a volverse rápida y superficial, lo que a su vez envía señales a nuestro cerebro de que estamos en peligro. Sin embargo, al tomar el control consciente de nuestra respiración y hacerla más lenta y profunda, podemos activar la respuesta de relajación de nuestro cuerpo, disminuyendo el ritmo cardíaco, reduciendo la presión arterial, y promoviendo un estado de calma.

Una de las técnicas de respiración más simples y efectivas que podemos utilizar es la respiración diafragmática, también conocida como respiración abdominal. Esta técnica implica inhalar profundamente por la nariz, permitiendo que el aire llene nuestros pulmones y haga que nuestro abdomen se expanda. Luego, exhalamos lentamente por la boca, dejando que el abdomen vuelva a su posición original. Practicar la respiración diafragmática nos permite utilizar completamente nuestros pulmones, mejorando la oxigenación del cuerpo y ayudándonos a liberar tensiones acumuladas. Además, este tipo de respiración nos ancla en el momento presente, reduciendo la mente dispersa y trayéndonos de vuelta al aquí y ahora.

Otra técnica poderosa es la respiración consciente, que consiste simplemente en prestar atención a cada inhalación y exhalación. Podemos hacerlo en cualquier momento del día, mientras caminamos, trabajamos o incluso cuando estamos descansando. La respiración consciente nos ayuda a ser más presentes y a cultivar una actitud de atención plena. Cuando nos enfocamos en nuestra respiración, dejamos de preocuparnos por el pasado o de anticipar el futuro, y comenzamos a experimentar el presente con mayor claridad. Este simple acto de observar nuestra respiración puede tener un efecto calmante, ayudándonos a reducir el estrés y a mejorar nuestro estado de ánimo.

La respiración también juega un papel crucial en la gestión del estrés. En situaciones de estrés, es común que nuestra respiración se vuelva rápida y superficial, lo que puede aumentar los síntomas de ansiedad y tensión. Sin embargo, podemos contrarrestar esta respuesta automática al practicar la respiración lenta y controlada. Una técnica útil es la respiración en caja, que implica inhalar durante cuatro segundos, mantener la respiración durante cuatro segundos, exhalar durante cuatro segundos, y luego mantener los pulmones vacíos durante cuatro segundos antes de repetir el ciclo. Esta técnica no solo calma el sistema nervioso, sino que también nos da un mayor sentido de control sobre nuestras emociones, permitiéndonos responder a las situaciones estresantes de manera más serena y efectiva.

La respiración también puede ser una herramienta poderosa para mejorar nuestra salud física. Respirar profundamente y de manera regular mejora la circulación sanguínea, lo que ayuda a llevar oxígeno y nutrientes a todas las células del cuerpo. Además, una buena respiración fortalece el sistema inmunológico, ya que aumenta la cantidad de oxígeno disponible para las células inmunitarias, ayudándolas a combatir mejor las infecciones. La respiración profunda también promueve la eliminación de toxinas a través del sistema linfático, lo que contribuye a una mejor desintoxicación del cuerpo y a una mayor vitalidad general.

La práctica regular de ejercicios de respiración puede también ayudarnos a mejorar la calidad del sueño. Muchas personas experimentan insomnio o dificultades para dormir debido a la mente agitada o al estrés acumulado. Al practicar técnicas de respiración antes de acostarnos, podemos calmar el sistema nervioso, reducir la actividad mental y preparar el cuerpo para un sueño más reparador. La respiración profunda y lenta, combinada con una actitud de relajación, puede ser una forma efectiva de conciliar el sueño más rápidamente y de mejorar la calidad del descanso nocturno.

Además de sus beneficios físicos y mentales, la respiración también tiene un impacto en nuestra vida espiritual y emocional. En muchas tradiciones espirituales, la respiración es vista como una forma de conectarse con lo divino o con nuestra esencia interior. La respiración consciente nos permite entrar en un estado de meditación y de mayor conciencia, lo que nos ayuda a conectarnos con nuestra verdadera naturaleza y a experimentar un sentido de paz y unidad. La respiración puede ser una puerta de entrada a un mayor autoconocimiento y a una mayor conexión con el mundo que nos rodea.

La respiración también puede ayudarnos a liberar emociones reprimidas. A menudo, las emociones que no hemos expresado o procesado adecuadamente se quedan atrapadas en nuestro cuerpo, manifestándose como tensiones físicas o malestar emocional. Al practicar la respiración consciente, podemos liberar estas emociones y permitir que nuestra energía fluya más libremente. Por ejemplo, durante una sesión de respiración profunda, podemos notar que surge una emoción particular, como tristeza o enojo. En lugar de reprimirla, podemos permitir que esa emoción se exprese a través de nuestra respiración, liberándola y dejando espacio para sentimientos de paz y bienestar.

La respiración es también una herramienta poderosa para mejorar nuestra concentración y enfoque. En un mundo lleno de distracciones, mantener la concentración puede ser un desafío. Sin embargo, al practicar la respiración consciente, podemos entrenar nuestra mente para mantenerse enfocada en la tarea en cuestión. Cuando sentimos que nuestra mente comienza a divagar, podemos utilizar nuestra respiración como un ancla para traerla de vuelta al presente. Al hacer esto repetidamente, desarrollamos una mayor capacidad de concentración, lo que nos permite ser más productivos y estar más presentes en nuestras actividades diarias.

Además, la respiración puede ser una forma de autocuidado diario. En medio de nuestras ocupadas vidas, a menudo olvidamos tomarnos un momento para nosotros mismos. Sin embargo, simplemente tomarnos unos minutos cada día para respirar conscientemente puede ser una forma de reconectar con nuestro cuerpo y mente, y de cuidar de nuestro bienestar. Estos momentos de respiración consciente no tienen que ser largos ni complicados; pueden ser tan simples como tomar tres respiraciones profundas antes de comenzar el día, o tomarnos un respiro durante una jornada ajetreada. Estos pequeños momentos de autocuidado pueden tener un gran impacto en nuestro bienestar general.

La respiración también nos enseña la importancia de la paciencia y la aceptación. Cuando practicamos la respiración consciente, aprendemos a ser pacientes con nosotros mismos y con el proceso. No siempre es fácil mantener la concentración o calmar la mente, y es posible que encontremos resistencias o desafíos. Sin embargo, al seguir respirando con conciencia, aprendemos a aceptar el momento tal como es, sin juzgarlo ni intentar cambiarlo. Esta actitud de aceptación nos permite vivir con mayor tranquilidad y a ser más amables con nosotros mismos.

Finalmente, la respiración es un recordatorio de nuestra conexión con la vida. Cada respiración que tomamos es un recordatorio de que estamos vivos y de que la vida fluye a través de nosotros. Al honrar nuestra respiración, honramos la vida misma. La respiración nos conecta con la naturaleza, con los demás y con el universo en su conjunto. Es una fuerza vital que nos sostiene y nos nutre, y al aprender a respirar de manera consciente, podemos vivir de manera más plena, más consciente y más en armonía con el mundo que nos rodea.

En conclusión, la respiración es una herramienta sencilla pero poderosa que tenemos a nuestra disposición en todo momento. Al aprender a respirar de manera consciente, podemos mejorar nuestra salud física, mental y emocional, reducir el estrés, y vivir de manera más equilibrada y plena. La respiración nos conecta con el momento presente, nos ayuda a liberar tensiones y emociones, y nos permite vivir con mayor paz y claridad. Al incorporar la respiración consciente en nuestra vida diaria, podemos transformar nuestra experiencia de vida, creando una existencia más tranquila, satisfactoria y llena de vitalidad.

Salud Mental y Equilibrio

La salud mental es un componente esencial de nuestro bienestar general, y encontrar un equilibrio en nuestras vidas es fundamental para mantenerla. Vivimos en un mundo lleno de desafíos y responsabilidades que pueden afectar nuestro estado mental, causando estrés, ansiedad, y agotamiento. Sin embargo, cuidar de nuestra salud mental no es solo cuestión de evitar el estrés; es un proceso continuo de autoconocimiento, autocuidado y desarrollo de habilidades para manejar los altibajos de la vida. En este capítulo, exploraremos cómo podemos nutrir nuestra salud mental y lograr un equilibrio en nuestra vida diaria para vivir de manera más plena y consciente.

La salud mental comienza con la autoaceptación. Aceptarnos a nosotros mismos tal como somos, con nuestras fortalezas y debilidades, es el primer paso hacia una mente sana. A menudo, nos imponemos estándares imposibles o nos comparamos con los demás, lo que puede llevar a sentimientos de insuficiencia o baja autoestima. Aprender a aceptar nuestras imperfecciones y a valorarnos por quienes somos en lugar de por lo que hacemos es crucial para mantener una mente equilibrada. Esta autoaceptación no significa conformarse con nuestras limitaciones, sino reconocerlas y trabajar en ellas con compasión y paciencia.

Otra clave para una buena salud mental es el manejo adecuado del estrés. El estrés es una respuesta natural a las demandas de la vida, pero cuando se vuelve crónico, puede tener efectos negativos en nuestro bienestar. Es importante aprender a identificar las fuentes de estrés en nuestras vidas y a desarrollar estrategias para gestionarlo. Esto puede incluir técnicas de relajación como la meditación, la respiración consciente o el yoga, así como la práctica de actividades que nos ayuden a desconectar y recargar energías, como pasar tiempo en la naturaleza, leer un buen libro o disfrutar de un pasatiempo. Establecer límites claros en nuestras responsabilidades y aprender a decir no cuando es necesario también son formas efectivas de reducir el estrés y proteger nuestra salud mental.

El equilibrio entre el trabajo y la vida personal es otro aspecto fundamental para mantener la salud mental. En un mundo donde las líneas entre el trabajo y el tiempo libre se han difuminado, es fácil caer en la trampa de estar siempre disponible o de llevar las preocupaciones laborales a casa. Sin embargo, para mantener nuestra mente sana, es vital crear un espacio claro entre el trabajo y nuestra vida personal. Esto puede implicar establecer horarios de trabajo definidos, desconectarse de los dispositivos electrónicos durante las horas libres y asegurarse de que dedicamos tiempo de calidad a nuestras relaciones y actividades que nos traen alegría y satisfacción.

Las relaciones interpersonales juegan un papel crucial en nuestra salud mental. Somos seres sociales por naturaleza, y nuestras interacciones con los demás tienen un impacto significativo en cómo nos sentimos. Tener relaciones positivas y de apoyo nos ayuda a sentirnos conectados, comprendidos y valorados. Por otro lado, las relaciones tóxicas o conflictivas pueden drenar nuestra energía y afectar negativamente nuestro estado emocional. Es importante rodearnos de personas que nos apoyen y nos impulsen a ser nuestra mejor versión, y aprender a establecer límites saludables en aquellas relaciones que no contribuyen a nuestro bienestar.

La gestión de las emociones es otro aspecto central de la salud mental. Todos experimentamos una gama de emociones a lo largo del día, desde la alegría hasta la tristeza, el enojo o la frustración. Lo importante no es evitar estas emociones, sino aprender a manejarlas de manera saludable. Esto implica reconocer nuestras emociones sin juzgarlas, entender de dónde vienen y cómo afectan nuestro comportamiento, y encontrar formas constructivas de expresarlas. Por ejemplo, en lugar de reprimir el enojo, podemos aprender a comunicar nuestros sentimientos de manera asertiva y respetuosa. De igual manera, en lugar de hundirnos en la tristeza, podemos buscar apoyo o dedicarnos a actividades que nos levanten el ánimo.

El autocuidado es esencial para mantener un equilibrio mental. Cuidar de nuestra mente es tan importante como cuidar de nuestro cuerpo. Esto significa darnos permiso para descansar cuando lo necesitamos, asegurarnos de que estamos durmiendo lo suficiente, alimentarnos bien, y hacer ejercicio regularmente. También implica dedicar tiempo a actividades que nos traen alegría y satisfacción, ya sea pasar tiempo con seres queridos, practicar un hobby, o simplemente disfrutar de un momento de tranquilidad. El autocuidado no es egoísta; es una necesidad para poder funcionar bien en nuestras vidas y ser capaces de cuidar de los demás.

La mentalidad también juega un papel crucial en nuestra salud mental. Adoptar una mentalidad de crecimiento, en lugar de una mentalidad fija, nos permite ver los desafíos como oportunidades para aprender y crecer en lugar de como obstáculos insuperables. Una mentalidad de crecimiento nos ayuda a mantenernos resilientes ante las dificultades, a ser más adaptables, y a ver los errores como parte del proceso de aprendizaje. Esta mentalidad también fomenta la autoeficacia, es decir, la creencia en nuestra capacidad para influir en los eventos de nuestra vida y alcanzar nuestras metas.

La gratitud es otra herramienta poderosa para mantener la salud mental. Practicar la gratitud de manera regular nos ayuda a enfocarnos en los aspectos positivos de nuestras vidas, lo que a su vez mejora nuestro estado de ánimo y bienestar general. La gratitud nos recuerda que, a pesar de los desafíos, siempre hay algo por lo que estar agradecidos. Ya sea por la salud, el amor de nuestros seres queridos, o las pequeñas alegrías diarias, cultivar una actitud de gratitud nos permite ver la vida desde una perspectiva más positiva y equilibrada.

La conexión con la naturaleza también puede tener un impacto profundo en nuestra salud mental. Pasar tiempo al aire libre, rodeados de naturaleza, tiene efectos calmantes y revitalizantes. La naturaleza nos ofrece un espacio para desconectar del ruido y el ajetreo de la vida diaria, y para reconectar con lo esencial. Ya sea dando un paseo por el parque, pasando tiempo en la playa o simplemente observando las estrellas, la naturaleza nos ayuda a reducir el estrés, a mejorar nuestro estado de ánimo, y a sentirnos más en paz con nosotros mismos.

Finalmente, es importante recordar que la salud mental no es un estado estático, sino un proceso continuo de adaptación y crecimiento. Habrá días buenos y días malos, momentos de equilibrio y momentos de desafío. Lo importante es desarrollar las herramientas y estrategias necesarias para navegar estos altibajos con resiliencia y compasión. Al aprender a cuidar de nuestra mente, a gestionar el estrés, a cultivar relaciones saludables y a practicar el autocuidado, podemos construir una base sólida para nuestra salud mental y encontrar un equilibrio que nos permita vivir de manera más plena y satisfactoria.

En resumen, la salud mental y el equilibrio son pilares fundamentales para una vida saludable y feliz. Cuidar de nuestra mente es un proceso que requiere atención, autocuidado y la voluntad de aprender y crecer. Al adoptar hábitos y prácticas que fomenten nuestra salud mental, podemos vivir con mayor equilibrio, resiliencia y satisfacción, disfrutando de una vida más plena y consciente.

Anna Baker

El Valor de la Desconexión

En la era digital en la que vivimos, estamos más conectados que nunca. Nuestras vidas están entrelazadas con la tecnología, desde los teléfonos inteligentes hasta las redes sociales y las plataformas de trabajo en línea. Esta conectividad constante nos ofrece muchas ventajas, como la capacidad de comunicarnos instantáneamente con personas de todo el mundo, acceder a información de manera inmediata y realizar tareas de manera más eficiente. Sin embargo, esta hiperconectividad también tiene un costo, y es fácil olvidar el valor que tiene la desconexión para nuestra salud mental y bienestar general.

Desconectarse no significa renunciar por completo a la tecnología, sino más bien encontrar un equilibrio que nos permita disfrutar de sus beneficios sin que interfiera negativamente en nuestras vidas. La desconexión es un acto de autocuidado, una oportunidad para recargar nuestras energías, reflexionar y reconectar con nosotros mismos y con el mundo real que nos rodea. En este capítulo, exploraremos por qué es tan importante desconectarse y cómo podemos hacerlo de manera efectiva para mejorar nuestra calidad de vida.

Uno de los principales beneficios de la desconexión es la reducción del estrés. La constante presión de estar siempre disponibles y conectados puede ser abrumadora. Las notificaciones incesantes, los correos electrónicos urgentes y la necesidad de responder rápidamente a mensajes pueden generar una sensación de urgencia y ansiedad que afecta nuestra paz mental. Al desconectarnos, nos damos un respiro de esta constante demanda de nuestra atención. Nos permitimos relajarnos, reducir el ruido mental y dar un paso atrás para ver las cosas con mayor claridad. Este descanso es esencial para evitar el agotamiento y mantener un estado mental equilibrado.

La desconexión también nos permite reconectar con lo que realmente importa. Cuando estamos constantemente distraídos por nuestras pantallas, es fácil perder de vista nuestras prioridades y las relaciones significativas en nuestras vidas. Al desconectarnos, podemos dedicar tiempo de calidad a nuestras familias, amigos y a nosotros mismos. Este tiempo de calidad fortalece nuestras relaciones, nos permite compartir experiencias auténticas y profundizar nuestras conexiones emocionales. Además, al desconectar, también tenemos la oportunidad de reflexionar sobre nuestras metas, deseos y necesidades personales, lo que nos ayuda a vivir de manera más intencional y consciente.

Otro aspecto importante de la desconexión es su impacto positivo en nuestra creatividad y productividad. A menudo, pensamos que estar siempre conectados nos hace más productivos, pero la realidad es que las constantes interrupciones y distracciones pueden disminuir nuestra capacidad de concentración y creatividad. La mente necesita espacio para divagar, para soñar despiertos y para procesar ideas de manera profunda. Al desconectarnos, le damos a nuestra mente el espacio que necesita para ser creativa, para encontrar soluciones a problemas y para desarrollar nuevas ideas. Es en estos momentos de desconexión cuando a menudo surgen nuestras mejores ideas y se nos ocurren soluciones innovadoras a los desafíos que enfrentamos.

La desconexión también es esencial para nuestra salud física. Pasar largas horas frente a una pantalla puede tener efectos negativos en nuestro cuerpo, como problemas de visión, dolores de cabeza y fatiga general. Además, la falta de actividad física asociada con estar pegados a nuestras pantallas puede contribuir al sedentarismo, lo que aumenta el riesgo de problemas de salud como la obesidad, enfermedades cardíacas y problemas musculoesqueléticos. Al desconectarnos, nos damos la oportunidad de movernos más, de estar al aire libre y de cuidar mejor de nuestro cuerpo. Actividades simples como caminar, hacer ejercicio o simplemente estar en la naturaleza tienen un impacto positivo en nuestra salud física y mental.

La desconexión también nos permite practicar la atención plena, o mindfulness, que es la capacidad de estar presentes en el momento actual sin juzgarlo. Cuando estamos constantemente conectados, nuestras mentes están divididas entre el aquí y ahora y el mundo digital. Nos encontramos revisando nuestros teléfonos durante las comidas, mientras conversamos con amigos o incluso cuando estamos solos, lo que nos impide disfrutar plenamente de estas experiencias. Al desconectarnos, podemos practicar la atención plena, saboreando cada momento, ya sea una conversación, una comida o un paseo. Esto no solo enriquece nuestras experiencias, sino que también reduce el estrés y nos ayuda a sentirnos más satisfechos con nuestras vidas.

La desconexión es también una oportunidad para redescubrir pasatiempos y actividades que nos traen alegría. En lugar de pasar horas desplazándonos por las redes sociales o viendo series de televisión, podemos dedicar ese tiempo a actividades que realmente nos apasionan. Leer un buen libro, pintar, tocar un instrumento musical, cocinar una comida especial o practicar un deporte son ejemplos de actividades que no solo son gratificantes, sino que también nos permiten expresarnos y desarrollar nuestras habilidades. Al desconectarnos, podemos redescubrir estas pasiones y encontrar nuevas formas de disfrutar nuestro tiempo libre.

Es importante recordar que la desconexión no tiene que ser radical ni permanente. No se trata de renunciar por completo a la tecnología, sino de establecer límites saludables que nos permitan disfrutar de sus beneficios sin sacrificar nuestro bienestar. Esto puede incluir establecer horarios específicos para revisar el correo electrónico, apagar las notificaciones durante las horas de descanso, o dedicar ciertas horas del día a actividades sin pantalla. También puede ser útil designar espacios en nuestro hogar como zonas libres de tecnología, como el dormitorio, para asegurar que tenemos un lugar donde podemos relajarnos sin distracciones digitales.

La desconexión también nos permite reconectar con la naturaleza, lo cual es fundamental para nuestro bienestar. Pasar tiempo al aire libre, respirando aire fresco y sintiendo la brisa en la piel, tiene un efecto revitalizante en nuestra mente y cuerpo. La naturaleza nos ofrece un escape del bullicio y las exigencias de la vida moderna, proporcionándonos un espacio para la reflexión, la paz y la conexión con algo más grande que nosotros mismos. Ya sea un paseo por el parque, una caminata en la montaña o simplemente sentarse en un jardín, estos momentos de desconexión en la naturaleza son fundamentales para recargar nuestras energías y restaurar nuestro equilibrio interno.

La desconexión también tiene un impacto positivo en nuestras relaciones interpersonales. Cuando estamos siempre conectados a nuestros dispositivos, corremos el riesgo de estar desconectados emocionalmente de las personas que nos rodean. Es fácil caer en la tentación de revisar el teléfono durante una conversación o de priorizar las interacciones en línea sobre las interacciones cara a cara. Sin embargo, las relaciones humanas requieren presencia y atención para florecer. Al desconectarnos, podemos estar verdaderamente presentes con nuestros seres queridos, escuchando activamente, compartiendo momentos significativos y fortaleciendo los lazos que nos unen.

Además, la desconexión nos brinda la oportunidad de practicar el silencio y la soledad, lo cual es crucial para nuestro bienestar emocional y mental. En un mundo lleno de ruido y estímulos constantes, el silencio puede ser un refugio que nos permite escuchar nuestros propios pensamientos, reflexionar sobre nuestras experiencias y encontrar paz interior. La soledad, por otro lado, no debe ser vista como algo negativo, sino como un tiempo valioso para reconectar con nosotros mismos, para conocernos mejor y para recargar nuestras energías. Estos momentos de silencio y soledad son esenciales para mantener una mente equilibrada y una vida emocional saludable.

Finalmente, es importante recordar que la desconexión es un acto de resistencia en un mundo que valora la productividad y la disponibilidad constante. Desconectarnos es un acto de afirmación personal, un recordatorio de que nuestra valía no depende de nuestra capacidad para estar siempre disponibles o para responder inmediatamente a cada mensaje. Es un acto de autocuidado y de respeto hacia nosotros mismos, que nos permite priorizar nuestra salud mental, nuestras relaciones y nuestro bienestar general. Al desconectarnos, reclamamos nuestro tiempo y nuestra atención, y nos permitimos vivir de manera más plena y auténtica.

En conclusión, el valor de la desconexión radica en su capacidad para mejorar nuestra salud mental, fortalecer nuestras relaciones, estimular nuestra creatividad y reconectarnos con lo que realmente importa. Desconectarse no significa renunciar a la tecnología, sino encontrar un equilibrio que nos permita disfrutar de sus beneficios sin sacrificar nuestro bienestar. Al practicar la desconexión de manera regular, podemos reducir el estrés, vivir con mayor atención plena, y disfrutar de una vida más equilibrada y satisfactoria. En un mundo que nos empuja constantemente a estar conectados, la desconexión es un acto poderoso de autocuidado y una herramienta esencial para vivir de manera más consciente y plena.

Alimentando la Creatividad

La creatividad es una de las cualidades más valiosas y fascinantes del ser humano. Es la chispa que enciende la innovación, la solución de problemas y la expresión artística. Alimentar la creatividad no solo es importante para quienes trabajan en campos artísticos o innovadores, sino para todos nosotros, ya que la creatividad enriquece nuestras vidas, nos permite ver el mundo desde nuevas perspectivas y encontrar soluciones únicas a los desafíos cotidianos. En este capítulo, exploraremos cómo podemos nutrir y cultivar nuestra creatividad en el día a día, y por qué es esencial para vivir una vida más plena y satisfactoria.

La creatividad no es un don reservado para unos pocos elegidos; es una capacidad innata que todos poseemos. Sin embargo, como cualquier otra habilidad, la creatividad necesita ser alimentada y practicada para florecer. A menudo, caemos en la trampa de pensar que la creatividad es algo que simplemente ocurre, un destello de inspiración que llega de manera inesperada. Aunque es cierto que las ideas creativas a veces surgen de manera espontánea, también es cierto que podemos crear las condiciones para que la creatividad prospere en nuestras vidas.

Un primer paso para alimentar la creatividad es cultivar la curiosidad. La curiosidad es el deseo de explorar, aprender y descubrir cosas nuevas. Es el motor que impulsa nuestra mente a hacer preguntas, a buscar respuestas y a ver el mundo con ojos frescos. Cuando nos permitimos ser curiosos, abrimos la puerta a nuevas ideas y posibilidades. Podemos nutrir nuestra curiosidad leyendo sobre temas que no conocemos, explorando nuevos lugares, interactuando con personas de diferentes orígenes y culturas, o simplemente observando nuestro entorno con atención. La curiosidad nos mantiene mentalmente activos y nos ayuda a conectar ideas de maneras inesperadas.

Otro aspecto fundamental para alimentar la creatividad es el espacio mental. La creatividad necesita espacio para desarrollarse, tanto literal como figurativamente. En un mundo lleno de distracciones y obligaciones, es fácil sentirse abrumado y con la mente ocupada por una lista interminable de tareas. Sin embargo, la creatividad florece en los momentos de tranquilidad, cuando nuestra mente tiene la libertad de vagar y explorar. Crear tiempo en nuestro día para la reflexión, la meditación o simplemente para estar en silencio es esencial para permitir que las ideas creativas emerjan. Este espacio mental también puede incluir la práctica de actividades relajantes, como caminar, hacer ejercicio o pasar tiempo en la naturaleza, que nos permiten desconectar del ruido externo y conectar con nuestro mundo interior.

La creatividad también se alimenta de la diversidad de experiencias. Exponernos a una variedad de experiencias, culturas y formas de pensar enriquece nuestra mente y nos proporciona un banco de recursos del cual extraer ideas. Viajar, aprender un nuevo idioma, asistir a eventos culturales o simplemente probar algo nuevo, como un hobby o un deporte, nos abre a nuevas perspectivas y nos permite ver las cosas desde ángulos diferentes. Esta diversidad de experiencias no solo amplía nuestro horizonte, sino que también nos ayuda a establecer conexiones entre ideas aparentemente dispares, lo que es clave para la creatividad.

Otro factor importante en la alimentación de la creatividad es la práctica del pensamiento divergente. El pensamiento divergente es la capacidad de generar múltiples soluciones o ideas a partir de un solo punto de partida. En lugar de buscar una única respuesta correcta, el pensamiento divergente nos invita a explorar todas las posibilidades, incluso las que parecen inusuales o poco convencionales. Podemos practicar el pensamiento divergente a través de ejercicios simples, como el brainstorming, donde nos desafiamos a generar el mayor número posible de ideas en un corto período de tiempo, sin juzgar su calidad o viabilidad en ese momento. Esta práctica nos ayuda a liberar nuestra mente de las restricciones y a abrirnos a nuevas formas de pensar.

La creatividad también se alimenta de la experimentación y el juego. Muchas veces, las ideas creativas surgen cuando nos permitimos jugar con los conceptos y experimentar con diferentes enfoques. El juego nos libera de la presión de tener que encontrar la solución perfecta y nos permite explorar nuevas posibilidades sin miedo al fracaso. Esta actitud lúdica es esencial para la creatividad, ya que nos permite arriesgarnos y descubrir cosas nuevas. Ya sea que estemos dibujando, escribiendo, cocinando o resolviendo un problema, adoptar una mentalidad de juego nos ayuda a mantener la mente abierta y a disfrutar del proceso creativo.

La resiliencia también juega un papel crucial en la creatividad. A lo largo del proceso creativo, es común encontrarse con obstáculos, fracasos y bloqueos. Estos desafíos pueden ser desalentadores, pero son una parte natural del camino creativo. La resiliencia nos permite persistir en nuestras ideas y proyectos, incluso cuando las cosas no salen como esperamos. Aprender a ver los fracasos como oportunidades para aprender y crecer es fundamental para mantener viva la creatividad. La resiliencia nos enseña a no rendirnos ante las dificultades y a seguir adelante, sabiendo que cada intento fallido nos acerca un paso más a una idea o solución exitosa.

La colaboración es otro elemento que puede enriquecer nuestra creatividad. Trabajar con otros nos ofrece la oportunidad de combinar nuestras ideas con las de los demás, lo que a menudo resulta en soluciones más innovadoras y originales. La colaboración nos desafía a salir de nuestra zona de confort, a considerar diferentes puntos de vista y a encontrar maneras de integrar diferentes ideas en un todo cohesivo. Además, al colaborar, podemos aprender nuevas habilidades y técnicas de los demás, lo que enriquece nuestra propia capacidad creativa. La creatividad, en muchas ocasiones, es el resultado de un esfuerzo colectivo, donde las ideas se construyen y evolucionan a través de la interacción con otros.

Es importante destacar que la creatividad no siempre es lineal o predecible. A veces, las ideas creativas pueden tardar en desarrollarse, y es posible que experimentemos períodos de bloqueo creativo. En estos momentos, es crucial ser paciente y no forzar el proceso. La creatividad requiere tiempo, y a menudo, las mejores ideas surgen cuando menos lo esperamos. En lugar de presionarnos para encontrar una solución inmediata, podemos tomarnos un descanso, cambiar de enfoque o simplemente permitir que las ideas maduren de manera natural. La paciencia y la confianza en el proceso creativo son esenciales para mantener viva la chispa de la creatividad.

Además, la creatividad no se limita a las artes o a la innovación; es una habilidad que podemos aplicar en todos los aspectos de nuestras vidas. Desde encontrar nuevas maneras de organizar nuestro hogar hasta resolver problemas en el trabajo o mejorar nuestras relaciones personales, la creatividad nos permite abordar los desafíos cotidianos de manera más efectiva y satisfactoria. Al adoptar una mentalidad creativa, nos volvemos más flexibles, adaptables y capaces de encontrar soluciones a los problemas que enfrentamos. La creatividad nos ayuda a ver el mundo con ojos nuevos y a encontrar belleza y posibilidad en las situaciones más comunes.

Finalmente, es importante recordar que la creatividad es un proceso continuo y en constante evolución. Alimentar nuestra creatividad requiere un compromiso diario con la curiosidad, la exploración y la experimentación. Al mantener nuestra mente abierta, al permitirnos jugar y al estar dispuestos a aprender de los fracasos, podemos cultivar una vida rica en creatividad. Esta creatividad no solo enriquece nuestras vidas personales, sino que también nos permite contribuir de manera más significativa al mundo que nos rodea.

En resumen, alimentar la creatividad es una práctica que nos permite vivir de manera más plena, innovadora y satisfactoria. La creatividad nos abre a nuevas posibilidades, nos ayuda a resolver problemas de manera única y nos permite expresarnos de formas que nos llenan de alegría y propósito. Al nutrir nuestra curiosidad, crear espacio mental, experimentar con nuevas ideas y colaborar con otros, podemos mantener viva y vibrante nuestra creatividad. La creatividad no solo nos ayuda a enfrentar los desafíos de la vida con ingenio y resiliencia, sino que también nos permite disfrutar de una existencia más rica, llena de color, emoción y posibilidad.

La Alegría del Movimiento Lento

En un mundo que parece moverse a una velocidad vertiginosa, donde la prisa es la norma y la eficiencia se valora por encima de todo, el simple acto de moverse despacio puede parecer casi subversivo. Sin embargo, hay una profunda alegría y un sinfín de beneficios en el movimiento lento. Este no solo nos invita a desacelerar y a ser más conscientes de nuestros cuerpos y del entorno que nos rodea, sino que también nos permite experimentar la vida de una manera más rica y significativa. En este capítulo, exploraremos la importancia del movimiento lento, cómo puede transformar nuestra relación con el tiempo y el espacio, y cómo podemos incorporarlo en nuestras vidas para encontrar un mayor bienestar y paz interior.

El movimiento lento, en su esencia, es una invitación a estar presente en cada momento. A diferencia del ritmo frenético al que estamos acostumbrados, el movimiento lento nos pide que disminuyamos la velocidad, que prestemos atención a cada paso, a cada respiración, a cada gesto. Cuando nos movemos despacio, nos damos el regalo del tiempo. Podemos notar los detalles que de otro modo pasarían desapercibidos: el suave crujido de las hojas bajo nuestros pies, la sensación del viento en nuestra piel, el latido constante de nuestro corazón. En lugar de apresurarnos de un lugar a otro, el movimiento lento nos permite saborear el viaje, experimentar plenamente cada instante.

Uno de los mayores beneficios del movimiento lento es su capacidad para reducir el estrés. Vivimos en una sociedad que premia la productividad y que a menudo equipara el valor de una persona con lo mucho que puede lograr en el menor tiempo posible. Este enfoque constante en la velocidad y la eficiencia puede llevarnos a sentirnos ansiosos, agotados y desconectados de nosotros mismos. El movimiento lento, por el contrario, nos ofrece un respiro. Nos recuerda que no siempre es necesario apresurarse, que está bien tomarse las cosas con calma, que no hay nada malo en avanzar a un ritmo más pausado. Al permitirnos movernos despacio, reducimos la presión que sentimos para cumplir con las expectativas externas y nos damos permiso para simplemente ser.

El movimiento lento también fomenta la conciencia corporal. En un mundo lleno de distracciones, es fácil desconectarnos de nuestros cuerpos, ignorar las señales que nos envían o incluso malinterpretarlas. El movimiento rápido puede contribuir a esta desconexión, ya que a menudo nos lleva a actuar de manera automática, sin pensar demasiado en lo que estamos haciendo o en cómo nos sentimos. El movimiento lento, en cambio, nos obliga a prestar atención. Cuando nos movemos despacio, podemos sentir cómo se tensan y se relajan nuestros músculos, cómo cambia nuestro equilibrio con cada paso, cómo nuestra respiración se alinea con el ritmo de nuestro cuerpo. Esta conciencia corporal nos ayuda a estar más sintonizados con nuestras necesidades físicas y emocionales, y nos permite responder a ellas de manera más efectiva.

Además, el movimiento lento puede ser una práctica profundamente meditativa. Al movernos despacio, podemos enfocarnos en el presente de una manera que a menudo es difícil de lograr cuando nos movemos rápido. Cada movimiento se convierte en una oportunidad para practicar la atención plena, para estar completamente inmersos en lo que estamos haciendo, sin distracciones ni preocupaciones por el pasado o el futuro. Ya sea que estemos caminando, haciendo yoga, cocinando o simplemente realizando tareas cotidianas, el movimiento lento nos permite transformar estas actividades en una forma de meditación en movimiento. Esta práctica de atención plena no solo mejora nuestra salud mental y emocional, sino que también nos ayuda a desarrollar una mayor gratitud por los pequeños momentos de la vida.

El movimiento lento también puede mejorar nuestras relaciones con los demás. Cuando nos movemos rápido, es fácil caer en la trampa de la superficialidad, de interactuar con los demás de manera apresurada y sin prestarles la atención que merecen. El movimiento lento nos invita a ser más conscientes en nuestras interacciones, a tomarnos el tiempo para realmente escuchar, para observar, para estar presentes con las personas que nos rodean. Al desacelerar, podemos construir conexiones más profundas y significativas, basadas en la comprensión y el respeto mutuo. El simple acto de sentarnos juntos en silencio, de caminar lado a lado sin prisa, de compartir una comida sin la urgencia de terminarla rápidamente, puede fortalecer nuestros lazos con los demás y hacernos sentir más conectados y apoyados.

Incorporar el movimiento lento en nuestras vidas no significa que debamos renunciar a la eficiencia o a la productividad. De hecho, muchas veces, movernos despacio nos permite ser más efectivos, ya que nos da la oportunidad de reflexionar, de planificar con cuidado y de evitar errores que pueden surgir de la prisa. El movimiento lento nos ayuda a encontrar un equilibrio, a saber cuándo es el momento de acelerar el paso y cuándo es el momento de reducir la velocidad. Este equilibrio es esencial para mantener nuestra energía y evitar el agotamiento, y nos permite vivir de manera más sostenible y gratificante.

Un ejemplo claro de los beneficios del movimiento lento se encuentra en prácticas como el tai chi y el yoga, donde cada movimiento se realiza con una intención y un propósito claros. Estas disciplinas nos enseñan a ser conscientes de cada parte de nuestro cuerpo, a coordinar nuestros movimientos con nuestra respiración, y a encontrar la calma en el ritmo pausado. A través de estas prácticas, podemos aprender a aplicar los principios del movimiento lento a otras áreas de nuestras vidas, desde cómo caminamos hasta cómo trabajamos, interactuamos con los demás, o simplemente cómo nos relajamos.

También es importante mencionar que el movimiento lento no solo se refiere al movimiento físico. También puede aplicarse a la forma en que pensamos, sentimos y tomamos decisiones. En lugar de apresurarnos a sacar conclusiones, el movimiento lento nos invita a reflexionar, a considerar diferentes perspectivas, a permitirnos tiempo para sentir y procesar nuestras emociones. Este enfoque más pausado nos ayuda a tomar decisiones más conscientes y alineadas con nuestros valores y necesidades, y nos permite vivir de una manera que se siente más auténtica y satisfactoria.

A lo largo de la historia, muchas culturas han valorado el movimiento lento como una forma de sabiduría y equilibrio. Desde las caminatas meditativas de los monjes budistas hasta las ceremonias del té en Japón, el movimiento lento ha sido una forma de conectarse con uno mismo, con los demás y con el mundo natural. En nuestra vida moderna, recuperar esta tradición puede ser una forma poderosa de contrarrestar el estrés y la alienación que a menudo sentimos. El movimiento lento nos recuerda que la vida no es una carrera, sino un viaje que merece ser disfrutado a cada paso.

Finalmente, es importante recordar que el movimiento lento no es una solución única para todos los problemas, pero sí puede ser una herramienta valiosa para mejorar nuestra calidad de vida. Nos ofrece una manera de encontrar paz y satisfacción en un mundo que a menudo parece caótico y acelerado. Nos enseña a valorar la calidad sobre la cantidad, a priorizar la presencia sobre la velocidad, y a encontrar la alegría en los pequeños momentos. Al adoptar el movimiento lento, no solo podemos reducir el estrés y mejorar nuestra salud, sino que también podemos descubrir una mayor alegría y gratitud en nuestras vidas diarias.

En resumen, la alegría del movimiento lento radica en su capacidad para reconectarnos con nosotros mismos, con los demás y con el mundo que nos rodea. Es una práctica que nos invita a desacelerar, a ser más conscientes, y a encontrar belleza y significado en los momentos cotidianos. A través del movimiento lento, podemos aprender a vivir de una manera más plena, equilibrada y satisfactoria, y a descubrir que la verdadera riqueza de la vida se encuentra en los detalles, en los pequeños gestos y en la presencia plena en cada instante.

Amarte a Ti Mismo

Amarte a ti mismo es uno de los actos más importantes y transformadores que puedes realizar en tu vida. Es un concepto que a menudo se malinterpreta como egoísmo o vanidad, pero en realidad, el amor propio es la base sobre la cual se construye una vida plena, equilibrada y significativa. Sin un amor genuino por ti mismo, es difícil encontrar la paz interior, la satisfacción y las relaciones saludables. En este capítulo, exploraremos qué significa realmente amarte a ti mismo, por qué es esencial para tu bienestar y cómo puedes cultivar este amor en tu vida diaria.

Amarte a ti mismo comienza con la aceptación incondicional de quien eres en este momento. A menudo, caemos en la trampa de pensar que solo seremos dignos de amor una vez que alcancemos ciertos objetivos o logremos una versión idealizada de nosotros mismos. Tal vez pienses que solo merecerás amor cuando pierdas peso, consigas un ascenso en el trabajo, o superes alguna debilidad personal. Sin embargo, el verdadero amor propio no tiene condiciones. No se trata de amarte solo cuando crees que eres perfecto, sino de amarte precisamente en medio de tus imperfecciones.

Se trata de mirarte en el espejo y reconocer que eres suficiente tal como eres, con todas tus fortalezas y debilidades, tus logros y fracasos.

Uno de los aspectos fundamentales del amor propio es la autocompasión. La autocompasión significa tratarte con la misma amabilidad, comprensión y paciencia que le ofrecerías a un amigo querido. A menudo, somos nuestros críticos más duros, reprendiéndonos por cada error y juzgándonos con severidad. Esta autocrítica puede ser devastadora para nuestra autoestima y bienestar emocional. Practicar la autocompasión implica aprender a ser más gentiles con nosotros mismos, a perdonarnos cuando cometemos errores y a recordar que todos somos humanos, con defectos y limitaciones. En lugar de castigarte por no ser perfecto, la autocompasión te invita a apoyarte a ti mismo en los momentos difíciles, a hablarte con palabras de aliento y a reconocer que el error es una parte natural del crecimiento.

El amor propio también implica priorizar tu bienestar. Esto significa tomar decisiones que te beneficien a largo plazo, incluso si no siempre son las más fáciles o populares. Por ejemplo, puede significar decir "no" a compromisos que te agotan, establecer límites saludables en tus relaciones, o hacer tiempo para cuidarte física y emocionalmente. Priorizar tu bienestar no es un acto egoísta, sino una manera de asegurarte de que tienes la energía y la resiliencia necesarias para vivir una vida plena. Cuando te amas a ti mismo, entiendes que es tu responsabilidad cuidarte, porque solo cuando estás bien contigo mismo puedes ofrecer lo mejor de ti a los demás.

Además, amarte a ti mismo requiere reconocer y honrar tus necesidades y deseos. A menudo, nos sentimos culpables por tener necesidades, especialmente si creemos que nuestras necesidades no son tan importantes como las de los demás. Pero ignorar o minimizar lo que realmente necesitas para ser feliz y saludable solo lleva a la insatisfacción y al resentimiento. Honrar tus necesidades significa escucharte a ti mismo, comprender lo que es esencial para tu bienestar y tomar medidas para satisfacer esas necesidades. Puede ser tan simple como dedicar tiempo cada día a hacer algo que disfrutes, asegurarte de que tus relaciones sean recíprocas y satisfactorias, o buscar ayuda cuando la necesites.

El amor propio también implica trabajar en la aceptación de tu cuerpo. Vivimos en una sociedad que a menudo nos envía mensajes contradictorios y poco realistas sobre cómo debería ser nuestro cuerpo. Estos mensajes pueden llevarnos a sentirnos insatisfechos con nuestra apariencia y a luchar constantemente por alcanzar un ideal inalcanzable. Sin embargo, amarte a ti mismo significa aceptar tu cuerpo tal como es, con sus curvas, sus arrugas, sus cicatrices, y todo lo que lo hace único. Es aprender a ver tu cuerpo no solo como algo que debe cumplir con ciertos estándares estéticos, sino como el vehículo que te permite experimentar la vida. Aceptar tu cuerpo significa cuidarlo con amor, alimentarlo bien, moverlo con alegría y tratarlo con respeto.

Otra faceta crucial del amor propio es la autenticidad. Ser auténtico significa ser fiel a ti mismo, actuar de acuerdo con tus valores y creencias, y no tratar de moldearte para encajar en las expectativas de los demás. A menudo, en un esfuerzo por ser aceptados o agradar a los demás, podemos perder de vista quiénes somos realmente. Sin embargo, amarte a ti mismo requiere que te mantengas fiel a ti mismo, incluso cuando eso significa ser diferente o no encajar en ciertos grupos o normas sociales. La autenticidad te permite vivir una vida que se siente verdadera y significativa, porque está alineada con quien eres en lo más profundo de tu ser.

El amor propio también está estrechamente relacionado con la autoestima. La autoestima es la valoración que tienes de ti mismo, y se basa en la percepción de tu valor y tus habilidades. Amarte a ti mismo significa cultivar una autoestima saludable, basada en un reconocimiento equilibrado de tus fortalezas y tus áreas de mejora. No se trata de pensar que eres superior a los demás, sino de tener una confianza serena en tu valor inherente como persona. La autoestima saludable te permite enfrentar los desafíos con más resiliencia, porque sabes que, pase lo que pase, tienes las herramientas internas para manejar las situaciones y seguir adelante.

Amarte a ti mismo también implica rodearte de personas que te valoren y te apoyen. Las relaciones saludables son una parte fundamental del bienestar emocional y el amor propio. Si te rodeas de personas que te respetan, que te animan a ser tu mejor versión y que te aceptan tal como eres, es más probable que mantengas una imagen positiva de ti mismo. Por otro lado, las relaciones tóxicas pueden minar tu autoestima y hacer que te sientas indigno de amor. Amarte a ti mismo significa ser selectivo con las personas que permites en tu vida y estar dispuesto a alejarte de relaciones que no te benefician.

Finalmente, el amor propio es un proceso continuo. No es algo que se logra de una vez por todas, sino que requiere un trabajo constante y consciente. Habrá días en los que te sientas más conectado contigo mismo y otros en los que lucharás por mantener esa conexión. Lo importante es recordar que el amor propio no es lineal y que es normal tener altibajos en este camino. Lo esencial es seguir adelante, seguir practicando la autocompasión, seguir priorizando tu bienestar, y recordar que mereces amor, simplemente porque existes.

En conclusión, amarte a ti mismo es el cimiento sobre el cual se construye una vida plena y equilibrada. Es un acto de coraje y de compromiso contigo mismo, que te permite vivir con más paz, alegría y autenticidad. Al aprender a amarte a ti mismo, no solo mejoras tu relación contigo mismo, sino que también te vuelves más capaz de amar y cuidar a los demás. Este amor propio es la llave para una vida más rica y satisfactoria, y aunque el camino no siempre sea fácil, es sin duda uno de los viajes más valiosos que puedes emprender.

Celebrando la Vida

Celebrar la vida es un acto profundamente significativo que va más allá de las festividades y eventos especiales. Es una actitud, una manera de vivir que nos invita a apreciar cada momento, a encontrar la belleza en lo cotidiano y a cultivar un sentido de gratitud por el simple hecho de existir. En un mundo que a menudo parece obsesionado con el logro y la productividad, celebrar la vida nos recuerda que el verdadero valor no está solo en lo que hacemos o logramos, sino en cómo experimentamos y disfrutamos cada día. Este capítulo explora cómo podemos adoptar una mentalidad de celebración diaria, qué significa realmente celebrar la vida y cómo esta perspectiva puede transformar nuestra existencia de una manera profunda y duradera.

Para muchas personas, la idea de celebrar la vida puede parecer abstracta o reservada para ocasiones especiales. Sin embargo, la celebración de la vida no tiene por qué limitarse a cumpleaños, bodas, o festividades. De hecho, puede ser una práctica diaria, una forma de honrar y valorar la vida en su totalidad, desde los grandes momentos hasta los más pequeños y aparentemente insignificantes. Celebrar la vida puede ser tan simple como detenerse a disfrutar de una taza de café caliente por la mañana, tomar un momento para respirar profundamente y sentir el sol en la piel, o sonreírle a un extraño en la calle. Estos pequeños actos de conciencia y aprecio son, en su esencia, una celebración de la vida.

Una de las claves para celebrar la vida es aprender a estar presente. En la prisa del día a día, es fácil quedar atrapado en la rutina y pasar por alto los momentos de alegría y belleza que están a nuestro alrededor. Estar presente significa estar plenamente en el aquí y ahora, sin preocuparse por el pasado o el futuro. Es ser consciente de lo que está sucediendo en este momento, tanto en tu entorno como dentro de ti mismo. Cuando estás presente, puedes notar y apreciar las cosas pequeñas que quizás de otro modo pasarían desapercibidas: el canto de los pájaros, el sonido de la lluvia, la risa de un niño. Estos momentos, aunque simples, son oportunidades para celebrar la vida tal como es, en su forma más pura y sencilla.

La gratitud es otro componente esencial de la celebración de la vida. A menudo, estamos tan enfocados en lo que nos falta o en lo que queremos lograr que olvidamos todo lo que ya tenemos. Practicar la gratitud significa tomarse el tiempo para reconocer y agradecer las bendiciones grandes y pequeñas que forman parte de nuestras vidas. Ya sea que estés agradecido por tu salud, tu familia, tus amigos, o simplemente por el hecho de haber despertado a un nuevo día, la gratitud te conecta con el presente y te ayuda a ver la vida desde una perspectiva de abundancia en lugar de escasez. Esta actitud de gratitud no solo nos hace más felices, sino que también nos permite celebrar la vida de una manera más profunda y sincera.

Otra forma de celebrar la vida es a través del acto de dar. Dar a los demás, ya sea tiempo, atención, o recursos, es una manera poderosa de conectar con el sentido más amplio de la vida y de experimentar una alegría que va más allá de la satisfacción personal. Cuando das a los demás, no solo estás mejorando su vida, sino que también estás fortaleciendo tu conexión con la comunidad y con el mundo en general. Este acto de generosidad es, en sí mismo, una celebración de la vida, porque reconoce y honra la interconexión de todos los seres. Al dar, estamos celebrando el hecho de que somos parte de algo más grande que nosotros mismos, algo que merece ser cuidado y nutrido.

La celebración de la vida también implica aceptar y abrazar tanto los momentos de alegría como los de desafío. La vida no es perfecta, y todos enfrentamos dificultades y pérdidas en algún momento. Sin embargo, incluso en estos momentos, es posible encontrar razones para celebrar. Celebrar la vida no significa ignorar el dolor o la tristeza, sino reconocer que estos también son parte de la experiencia humana y que, de alguna manera, nos hacen más fuertes y más sabios. Aceptar los altibajos de la vida con gracia y gratitud es una forma de celebrar la resiliencia y la capacidad de crecer y aprender a través de la adversidad. Este enfoque nos permite ver la vida en su totalidad, con todos sus contrastes, y apreciar la belleza en su complejidad.

La creatividad también juega un papel importante en la celebración de la vida. Cuando creamos, ya sea arte, música, escritura, o cualquier otra forma de expresión, estamos celebrando la vida al dar forma a nuestros pensamientos, emociones y experiencias. La creatividad nos permite conectarnos con nuestra esencia más profunda y compartirla con el mundo, lo que es, en sí mismo, un acto de celebración. Además, el proceso creativo nos invita a explorar y experimentar, a salir de nuestra zona de confort y a ver el mundo con ojos nuevos. A través de la creatividad, podemos descubrir nuevas formas de celebrar la vida y de encontrar alegría en la expresión de quienes somos.

Otra dimensión de celebrar la vida es el cultivo de la alegría. La alegría no es solo una emoción, sino una forma de ser, una elección que hacemos cada día. Cultivar la alegría significa buscar activamente aquellas cosas que nos hacen felices y nos nutren, y hacer espacio para ellas en nuestras vidas. Esto puede incluir actividades que disfrutamos, como pasar tiempo con seres queridos, practicar un hobby, o simplemente disfrutar de un paseo al aire libre. También puede significar rodearnos de personas positivas, que nos apoyen y nos inspiren a ser la mejor versión de nosotros mismos. La alegría es contagiosa, y cuando la cultivamos en nuestras vidas, no solo mejoramos nuestro propio bienestar, sino que también irradiamos esa energía positiva a los demás.

Celebrar la vida también significa honrar y cuidar de nuestro cuerpo. Nuestro cuerpo es el vehículo que nos permite experimentar todo lo que la vida tiene para ofrecer, y merece ser tratado con respeto y amor. Esto implica alimentarlo con comida nutritiva, darle el descanso que necesita, y mantenerlo activo a través del movimiento que nos haga sentir bien. Cuidar de nuestro cuerpo es una forma de agradecerle por todo lo que hace por nosotros, y de celebrar la vida a través de la salud y el bienestar. Además, cuando nos sentimos bien físicamente, es más fácil disfrutar de la vida y participar plenamente en todas las actividades y experiencias que amamos.

Finalmente, celebrar la vida es una decisión que hacemos cada día. Es un compromiso de ver el mundo con una actitud de asombro, gratitud y alegría, y de buscar lo positivo en cada situación. Es una forma de vivir que nos invita a ser conscientes de nuestras bendiciones, a estar presentes en cada momento, y a disfrutar de las pequeñas cosas que hacen que la vida sea hermosa. No se trata de esperar a que sucedan grandes eventos o cambios, sino de encontrar motivos para celebrar en lo cotidiano, en lo simple, en lo que a menudo se da por sentado.

En conclusión, celebrar la vida es un acto de amor y gratitud hacia nosotros mismos y hacia el mundo que nos rodea. Es una práctica diaria que nos invita a estar presentes, a ser agradecidos, a dar, a ser creativos, y a cultivar la alegría. A través de esta mentalidad, podemos transformar nuestra percepción de la vida y encontrar un sentido más profundo de satisfacción y felicidad. Celebrar la vida no solo nos hace más felices, sino que también nos ayuda a vivir de manera más plena y significativa, reconociendo y honrando la belleza que existe en cada momento.

www.ingramcontent.com/pod-product-compliance
Lightning Source LLC
Chambersburg PA
CBHW022131150726
47992CB00002B/543